Soumia Benbernou
Nabil Ghomari
Rabah Kouadria

Diagnóstico e tratamento da trombose venosa cerebral

Soumia Benbernou
Nabil Ghomari
Rabah Kouadria

Diagnóstico e tratamento da trombose venosa cerebral

Trombose venosa cerebral

SciênciaScripts

Imprint

Any brand names and product names mentioned in this book are subject to trademark, brand or patent protection and are trademarks or registered trademarks of their respective holders. The use of brand names, product names, common names, trade names, product descriptions etc. even without a particular marking in this work is in no way to be construed to mean that such names may be regarded as unrestricted in respect of trademark and brand protection legislation and could thus be used by anyone.

Cover image: www.ingimage.com

This book is a translation from the original published under ISBN 978-620-6-70250-4.

Publisher:
Sciencia Scripts
is a trademark of
Dodo Books Indian Ocean Ltd. and OmniScriptum S.R.L publishing group

120 High Road, East Finchley, London, N2 9ED, United Kingdom
Str. Armeneasca 28/1, office 1, Chisinau MD-2012, Republic of Moldova, Europe
Printed at: see last page
ISBN: 978-620-7-85120-1

Conteúdo :

TVC: trombose venosa cerebral

TPC: tromboflebite cervical

OC: contraceção oral

F: feminino

H: homem

HM: hemorragia meníngea

CO: edema cerebral

SC: seio cavernoso

SLD: seio lateral direito

LHS: seio lateral esquerdo

LS: seio longitudinal superior

SSgD: seio sigmoide direito

ST: seio transverso

TAC: tomografia computorizada do cérebro

ARM: angiografia por ressonância magnética

MRI: imagem por ressonância magnética

VB: veia basilar.

ICV: veia cerebral interna.

HTIC: hipertensão intracraniana.

LCR: líquido cefalorraquidiano.

PCR: proteína c reactina.

SA: semana de amenorreia.

1 INTRODUÇÃO

A trombose venosa cerebral (TVC) ou tromboflebite cerebral é uma causa extremamente rara de cefaleia vascular. Nos últimos anos, têm sido diagnosticadas com uma frequência crescente devido aos enormes avanços na imagiologia médica. O espetro clínico e a evolução cronológica da doença são variados. Nas fases iniciais, a trombose venosa cerebral manifesta-se frequentemente como cefaleias isoladas. Outras manifestações clínicas da trombose venosa cerebral dependem do tamanho e da localização das veias trombosadas: crises epilépticas, défices focais no contexto de hemorragia por congestão venosa ou enfarte, sinais de hipertensão intracraniana e perturbações mentais. A trombose do seio cavernoso ocupa um lugar especial e pode ser acompanhada de exoftalmia, quemose conjuntival, paralisia oculomotora e perturbações sensoriais no território inervado pelo primeiro ramo do nervo trigémeo. Do ponto de vista etiológico, as causas locais, os distúrbios hereditários da coagulação, o uso de contraceptivos, a gravidez e o período pós-parto são as principais causas em doentes jovens. Nos doentes idosos, a TVP está frequentemente associada a um tumor. Graças ao diagnóstico precoce da TVP e ao tratamento atempado, é possível evitar sequelas na grande maioria dos doentes.

2 História e epidemiologia :

A trombose venosa cerebral foi descrita pela primeira vez por Ribes em 1825 [1]. Durante muitos anos, a TVC foi considerada uma doença infecciosa que levava à oclusão do seio sagital superior ou do seio longitudinal superior, défices focais bilaterais, crises epilépticas, coma e, finalmente, à morte. Foi sobretudo a revolução nos procedimentos imagiológicos que permitiu diagnosticar com fiabilidade a TVC e que contribuiu muito para a compreensão do quadro clínico.

Em 1972, o primeiro scanner de raios X foi inventado pelo engenheiro britânico God Frey, o novo e arrojado Hounsfield. Concebido exclusivamente para a obtenção de imagens em corte transversal da cabeça, em particular do cérebro, sem perfurar ou abrir a cabeça, dá-nos imagens dos ventrículos cerebrais e dos espaços fluidos.

Os exames cerebrais podem ser utilizados para reconhecer aspectos normais e lesões causadas por traumatismos (hematomas), doenças vasculares (acidentes vasculares cerebrais), tumores, malformações ou outras doenças infecciosas.

A ressonância magnética foi desenvolvida a partir de 1973 e rapidamente se tornou o método de eleição em várias áreas médicas, em particular as relacionadas com o cérebro, graças ao trabalho de dois inventores, Paul lanterbur e Peter Mansfield, que receberam o Prémio Nobel da Fisiologia em Medicina em 2003.

A incidência real de TVC continua a ser pouco conhecida, estimando-se atualmente que represente 0,5% de todos os acidentes vasculares cerebrais.

Ocorre em todas as idades, com uma ligeira predominância nas mulheres mais jovens, devido a factores específicos como os contraceptivos orais, a gravidez e o parto.

3 DEFINIÇÃO :

A trombose venosa cerebral é uma forma rara de AVC que resulta da trombose (oclusão devido a um coágulo de sangue) do seio venoso cerebral (a principal veia que drena o sangue do cérebro).

Podem causar problemas de evacuação do líquido cefalorraquidiano, provocando hipertensão intracraniana e lesões cerebrais, como hemorragias ou enfartes, por vezes em vários locais. O diagnóstico é por vezes difícil. O seu prognóstico é muito melhor do que o dos acidentes arteriais cerebrais.

4 ANATOMIA :

A trombose venosa cerebral (TVC) é definida como a obstrução mais ou menos completa de uma veia do cérebro. As veias do cérebro incluem as veias cerebrais superficiais e profundas que drenam para os seios venosos da dura-máter (seios venosos longitudinais superiores, longitudinais inferiores, direitos, petrosos, esfenoidais e laterais).

Os seios da dura-máter drenam para as duas veias jugulares internas.

4.1 VEIAS CEREBRAIS

Estão divididos em 3 contingentes de topografia e função diferentes:

4.1.1 A rede venosa superficial (veias corticais)

Drena o córtex cerebral e a substância branca imediatamente subjacente para o seio longitudinal superior e para os seios laterais. Estas veias superficiais formam uma rede de suporte anastomótico muito desenvolvida, o que explica o facto de os sintomas poderem ser fracos em alguns casos. A trombose deste tipo de veia pode ser complicada por edema localizado e enfarte venoso. As veias corticais ou veias cerebrais superficiais incluem (16) :

1.1.1. Um grupo superior: formado pelas veias ascendentes frontal, parietal e occipital, que desembocam contra a corrente no seio sagital superior (SSS).

1.1.2 Grupo anteroinferior: constituído pelas veias frontais e insulares baixas que drenam para o seio cavernoso.

Estas veias estão ligadas pela grande veia anastomótica de Tolard, que liga o SSS às veias cerebrais internas, que por sua vez estão ligadas ao SL pela veia de Labbé. Têm paredes finas, sem fibras musculares ou válvulas, o que lhes permite dilatar e inverter o fluxo sanguíneo quando o seio para onde drenam está ocluído.

São anastomosadas entre si por um grande número de colaterais que, em caso de oclusão, permitem o desenvolvimento de uma circulação de bypass sinusal (que aparece na angiografia como uma dilatação varicosa em saca-rolhas) e explicam provavelmente o bom prognóstico de certas tromboses venosas cerebrais (TVC).

A variabilidade anatómica no número e localização das veias corticais, bem como a possibilidade de reversão de fluxo e desenvolvimento de circulação colateral, explicam a ausência de territórios venosos bem definidos e, consequentemente, de síndromes anatomoclínicos bem definidos para a TVC(16).

4.1.2   A rede venosa profunda

Assegura a drenagem venosa do diencéfalo, dos gânglios basais e da substância branca mais profunda. Recolhe-se no seio longitudinal inferior e no seio direito. Este contingente profundo não tem anastomose. A trombose a este nível pode causar hipertensão intracraniana.

As veias cerebrais profundas são constituídas essencialmente pelas veias cerebrais internas (VCI) e pelas veias basilares (VB):

4.1.2.1   Veias cerebrais internas :

Estas são formadas pela união das veias subependimárias. Cada veia cerebral interna nasce ao nível do forame de Monro e percorre as duas camadas de tecido coroide do terceiro ventrículo, na superfície superior do tálamo, descrevendo uma curva com convexidade anterior e superior. Desagua na ampola de Galeno (ou veia cerebral magna), que é prolongada pelo seio direito. Drena o retorno venoso da substância branca periventricular e dos núcleos cinzentos encefálicos.

4.1.2.2   Veias basilares :

Estas surgem em ambos os lados do espaço perfurado anterior. Percorrem posteriormente a superfície lateral do pedúnculo cerebral, drenando para a ampola de Galeno. Drenam as veias temporais mediais do corno temporal, os núcleos cinzentos do tálamo e o pedúnculo cerebral. Ao contrário das veias superficiais, o sistema profundo é constante e sempre visualizado na angiografia, pelo que a sua oclusão é facilmente reconhecida (16).

4.1.3   A rede venosa que drena a fossa posterior

Para as veias jugulares através da grande veia de Galeno, o seio direito e os seios laterais. Esta rede é também rica em anastomoses. As veias da fossa posterior podem ser divididas em três grupos:
  - drenando para a veia de Galien,
  - drenando para o seio petroso,
  - que drenam para os seios torculares ou laterais.

A sua evolução é variável e é muito difícil diagnosticar as oclusões (16).
(Ver figura 1)

Figura 1: Anatomia das veias cerebrais (flebo-RM)
Vista lateral (A) e vista frontal (B)) (17)

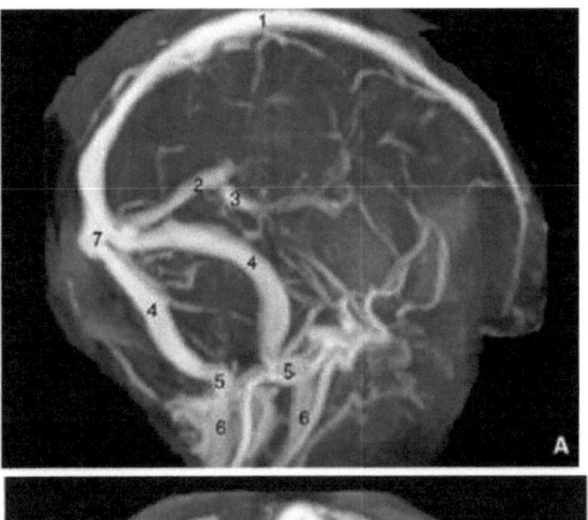

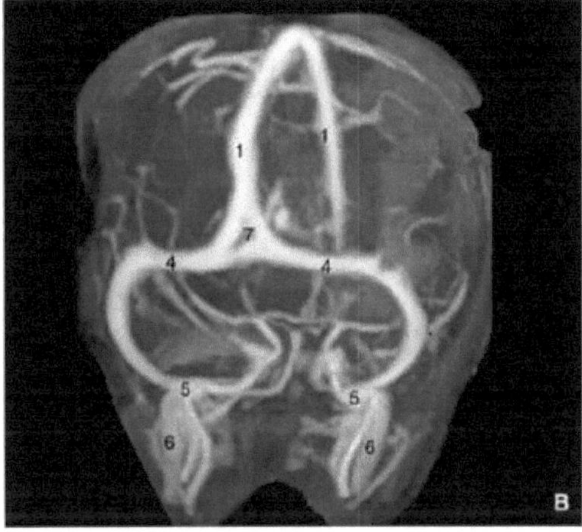

Figure 1. Anatomie des veines cérébrales (phlébo-IRM), vue latérale (A) et antérieure (B). 1. Sinus longitudinal (ou sagittal) supérieur ; 2. sinus droit ; 3. veine de Galien ; 4. sinus latéral (ou transverse) ; 5. sinus sigmoïde ; 6. veine jugulaire interne ; 7. torcular.

4.2   SEIOS CEREBRAIS

4.2.1   Os seios paranasais medianos e ímpares

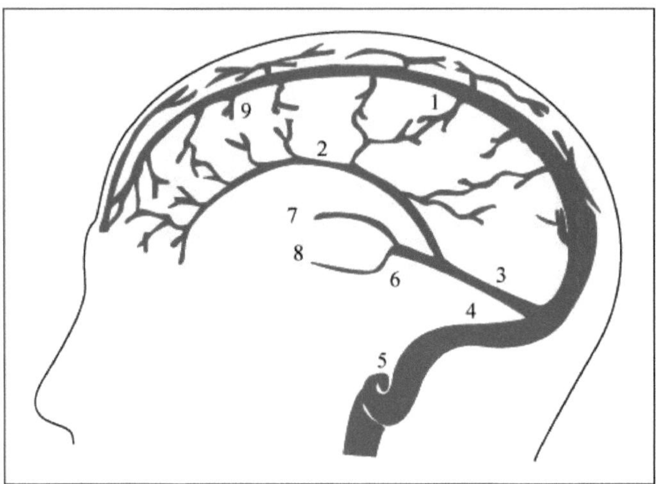

Figura 2:(23). *O sistema venoso cerebral: 1 = seio longitudinal superior, 2 = seio longitudinal inferior, 3 = seio reto, 4 = seio transverso, 5 = seio sigmoide, 6 = veia de Galeno, 7 = veia cerebral interna, 8 = veia basilar, 9 = veias corticais.*

4.2.1.1   Seio sagital superior:

É uma duplicação da dura-máter pertencente à foice do cérebro, oposta à sutura metópica e sagital. Estende-se da crista-galli à prensa de Herófilo. Recebe sangue da veia fronto-etmoidal e do córtex cerebral. Drena para o seio transverso direito (13).

O SSS e outros seios desempenham um papel importante na circulação do líquido cefalorraquidiano (LCR), uma vez que comunicam lateralmente através de lacunas venosas com as vilosidades aracnóides (granulações de Pacchioni), que são um dos principais locais de reabsorção do LCR (13).

Existe uma relação direta entre a pressão venosa intracerebral e a pressão do LCR, pelo que, em caso de trombose do SSS ou da SL, ocorre frequentemente hipertensão intracraniana (fig. 2).

4.2.1.2   Seio sagital inferior:

Ocupa os 2/3 posteriores da foice do cérebro e desemboca no seio transverso esquerdo.

4.2.1.3   Seio direito:

Localiza-se na intersecção entre a foice cerebral e a tenda cerebelar. É curto e orientado posteroanteriormente, ligeiramente oblíquo cefálico. Anteriormente, recebe as veias de Galien, o seio sagital inferior e as 2 veias basilares; posteriormente, recebe o seio sagital superior. Desagua no seio transverso (13).

4.2.1.4   O seio occipital:

Corre desde o forame magno até à protuberância interna do occipital, no interior da foice do cerebelo. Desagua na prensa de Herófilo (13).

4.2.1.5   Seio circular:

É formado por dois seios cavernosos e rodeia a glândula pituitária. Drena para os seios petrosos superior e inferior.

4.2.1.6   O plexo basilar:

Situa-se acima do esfenoide e da base do occipital e desemboca no seio circular.

4.2.2   Seios paranasais bilaterais

2.2.1. Seios transversais:

Percorrem um sulco na parte escamosa do occipital a partir da prensa de Herófilo em direção ao orifício rasgado posterior. Depois de atravessar a inserção do cerebelo tentacular, continuam o seu trajeto entre a parte mastoide do osso temporal e a parte jugular do occipital como seio sigmoide (15) **(fig. 2, 3)**.

4.2.2.1   Seios cavernosos :

São laterais ao corpo do esfenoide. Recebem sangue da veia oftálmica, são drenadas pelos seios paranasais e formam uma confluência venosa entre as veias cerebrais, as veias da face e as veias da fossa posterior (13; 15).

São constituídos por cavidades trabeculadas separadas por diferentes camadas de dura-máter. Os nervos oculomotores III e IV e os ramos oftálmico e maxilar do nervo trigémeo atravessam a parede externa do seio. O nervo oculomotor externo (abducente) e a artéria carótida interna correm no interior do seio.

O seio cavernoso drena o sangue das órbitas (através das veias oftálmicas) e o sangue da parte anterior da base do cérebro (através dos seios esfenoparietais e das veias cerebrais médias). Os seios petrosos permitem a evacuação posterior do seio cavernoso para as veias jugulares internas.

Os seios cavernosos são muito frequentemente afectados por infecções da face ou da cavidade esfenoidal. O seu envolvimento está, portanto, geralmente relacionado com uma causa infecciosa, ao contrário do que acontece com os outros seios. São bem visualizados na RM ou na TC, mas raramente injectados na angiografia (13;15).

4.2.2.2   *Seio petroso superior :*

Percorrem a margem petrosa do osso temporal no interior da tenda do cerebelo, desde os seios cavernosos até aos seios transversos (13; 15).

4.2.2.3   *Seio petroso inferior:*

Percorrem a sutura da sutura petro-basilar, desde o seio cavernoso até à parte anterior do forame posterior. As VLs drenam o sangue do cerebelo, tronco cerebral e hemisférios posteriores. Também recebem algumas das veias e vénulas diplóides do ouvido médio, que podem ser uma via de transmissão para uma infeção vizinha (otite, infeção ORL) (17).

Existem muitas variações anatómicas no SL, que podem levar a um diagnóstico errado de trombose. O SFE direito, que é mais largo que o esquerdo, é frequentemente uma extensão direta do SSS. A ausência isolada de preenchimento de um seio transverso é mais sugestiva de hipoplasia do que de trombose (13).

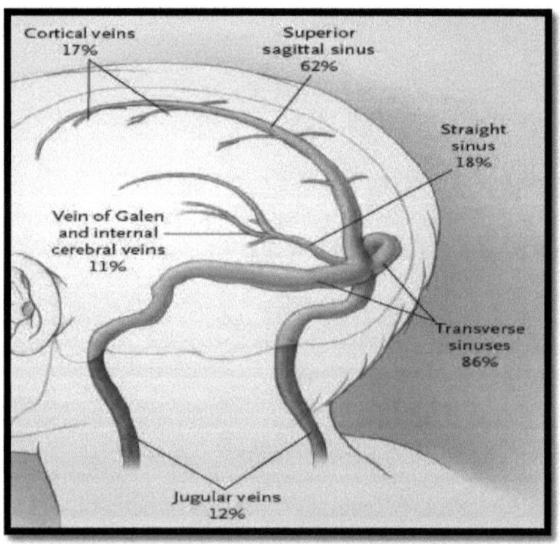

Figura 3: Seios e veias cerebrais

4.3   FUNÇÕES E CARACTERÍSTICAS DAS VEIAS E SEIOS CEREBRAIS

As veias e os seios cranianos são valvulares, inelásticos, inextensíveis e não contrácteis. A sua drenagem evidencia, portanto, a presença de um mecanismo de bombagem. Este é o movimento respiratório primário. Qualquer lesão que limite a expressão do movimento respiratório craniano tem um efeito negativo na drenagem sanguínea craniana.

Existe também um mecanismo de sucção por diferença de pressão durante a fase inspiratória. Durante a inspiração torácica, a pressão na veia cava superior diminui, fazendo com que o sangue seja aspirado das veias jugulares para a aurícula direita do coração (13). Isto significa que as pessoas que respiram apenas pelo abdómen perdem potencialmente o benefício desta sucção. Por esta razão, o trabalho do diafragma torácico terá um impacto positivo na drenagem venosa craniana.

Como os seios venosos são, de facto, uma duplicação da dura-máter craniana, podemos supor que o relaxamento das membranas intra-cranianas tem um impacto direto nesta circulação. O papel destes seios não é apenas o de transportar sangue desoxigenado, mas também o de servir de reserva em caso de emergência, nomeadamente através do sistema venoso profundo. Os seios venosos desempenham igualmente um papel essencial no equilíbrio dos fluidos.

4.4   PAPEL NA FLUTUAÇÃO DO LÍQUIDO CEFALORRAQUIDIANO(13)

O líquido cefalorraquidiano circula no espaço subaracnoideu, situado entre a larva (que reveste as convoluções do cérebro) e a aracnoide. É formado pela filtragem do plasma sanguíneo através dos plexos coróides situados nos ventrículos. O LCR permite a eliminação dos metabolismos nocivos ao organismo, a drenagem linfática, a transmissão hormonal, a manutenção da homeostase e a proteção da matéria cerebral contra os choques. A pressão do LCR é controlada pelo mecanismo de secreção/absorção (fig. 4).

Durante a inspiração, o LCR é distribuído, enquanto durante a expiração, as vilosidades aracnóideas, granulações de Pacchioni, localizadas nas paredes dos seios venosos longitudinais superiores1 permitem a passagem unidirecional do LCR para as veias por osmose ou transporte ativo.
Os seios venosos ajudam assim a manter o equilíbrio do gradiente de pressão intracraniana.

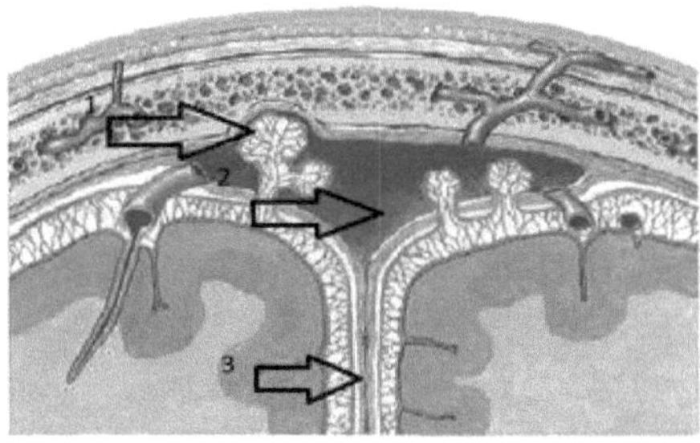

Figura 4 .1 Granulações aracnoides2. Seio longitudinal superior3. Cérebro defeituoso. Papel das granulações aracnóideas: reabsorvem o líquido cefalorraquidiano (forma de couve-flor).

4.5   MOVIMENTOS CIRCULATÓRIOS

4.5.1   1 ᵉʳmovimento:

Origina-se nas veias oftálmicas, continua para os seios cavernosos e petrosos, passa pelo forame magno posterior e termina na veia jugular interna (17) Relações ósseas que podem influenciar a drenagem venosa da primeira corrente: fenda esfenoidal, sínfise esfenobasilar, articulação petroso-basilar, forame magno posterior.

4.5.2   2 ᵉᵐᵉmovimentos:

Origina-se no seio esfenoparietal de Breschet, continua no seio cavernoso em direção ao seio petroso superior e junta-se ao seio transverso.

Relações ósseas que podem influenciar a drenagem venosa da segunda corrente: Pterígeo, sutura coronal, sínfise esfenobasilar, borda medial superior do durocher, articulação jugular petrosa, orifício rasgado posterior.

4.5.3   3 ᵉᵐᵉmovimentos:

Origina-se na veia fronto-etmoidal, continua no seio longitudinal superior e abre-se na prensa de Herófilo. Continua para o seio transverso direito, depois para o seio sigmoide direito e termina na veia jugular interna. Relações ósseas que podem influenciar a drenagem venosa da terceira corrente: incisura etmoidal do osso frontal, sutura metópica, Bregma, sutura sagital, Lambda, escama occipital, asterion direito, mastoide direita, articulação jugular direita.

4.5.4   4 ᵉᵐᵉmovimentos:

2 origens, as veias de Gallian e o seio longitudinal inferior, flui para o seio direito, depois para a prensa de Herófilo, depois para o seio sigmoide esquerdo em direção à veia jugular interna esquerda. Relações ósseas que podem influenciar a drenagem venosa da quarta corrente:

Sutura sagital, ínion, asterion esquerdo, mastoide esquerda, articulação jugular esquerda do petróleo.

4.5.5   5º movimento:

Origem do seio occipital posterior, que se abre na veia jugular interna. Relações ósseas que podem influenciar a drenagem venosa da quinta corrente: Forame magno, articulação jugular petrosa, buraco rasgado posterior (13) (fig. 6).

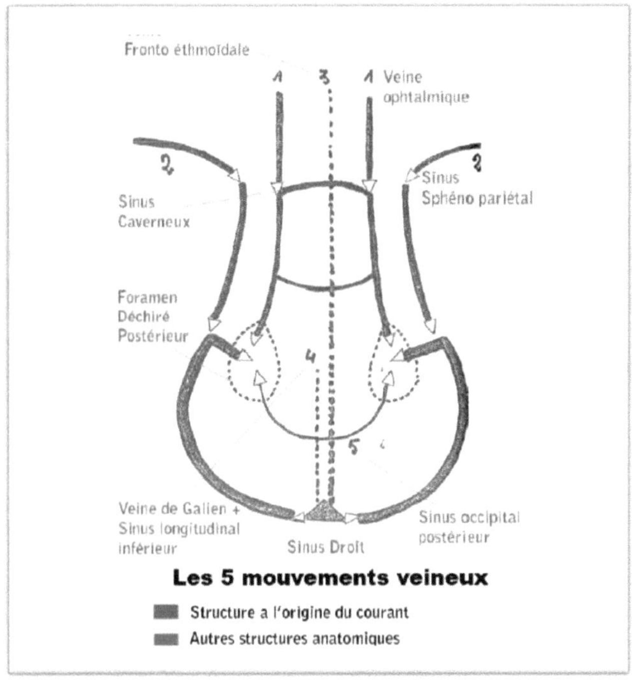

Figura 6: Os 5 movimentos venosos(13)

5 FISIOLOGIA E FISIOPATOLOGIA :

O sistema venoso cerebral é constituído por estruturas rígidas, os seios durais, para onde drenam as veias profundas e corticais, estas últimas de topografia variável e parede fina. No caso de uma TVC, estas veias corticais dilatam ou invertem muito frequentemente o fluxo e desenvolvem uma circulação colateral. Esta possibilidade de complemento ajuda temporariamente a limitar a gravidade das lesões cerebrais.

Os seios paranasais contêm as vilosidades aracnoides que drenam o líquido cefalorraquidiano (LCR). O LCR passa normalmente dos ventrículos através dos espaços subaracnóides em direção à base e à superfície do cérebro para as vilosidades aracnóideas, onde é absorvido e drenado para os seios venosos. A trombose de um seio venoso leva a uma diminuição da reabsorção do LCR e a hipertensão intracraniana (HICT).

A obstrução das veias cerebrais pode ser complicada por lesões do parênquima cerebral, por vezes designadas por enfarte venoso, mas que compreendem essencialmente um edema vasogénico secundário à rutura da barreira hemato-encefálica por estase venosa. Esta rutura provoca a fuga de plasma para o espaço intersticial, dando origem a lesões edematosas e, por vezes, a hemorragias locais. Estas lesões variam em tamanho e composição (edema cerebral isolado, isquémia "venosa", petéquias hemorrágicas simples no interior de um edema até hematoma intra-parenquimatoso volumoso. Podem ser reversíveis se as veias forem permeabilizadas, o que os distingue das lesões secundárias à isquémia arterial em que o edema citotóxico precede a morte celular. A sequência de difusão

A ressonância magnética (RM) é útil para avaliar o prognóstico das lesões parenquimatosas de origem venosa. Os hipersinais podem ou não estar presentes, e o coeficiente de difusão aparente (ADC) dos hipersinais pode ser normal, reduzido ou aumentado. Nos casos de aumento do ADC (edema vasogénico), as lesões tecidulares desaparecem geralmente. Têm um melhor prognóstico do que as lesões de edema citotóxico. Tomografia computorizada cerebral sem injeção (esquerda) e ressonância magnética com sequência de flair (direita). Trombose venosa cerebral do seio lateral direito, edema complicado por transformação hemorrágica e redução do ADC, que são irreversíveis (exceto em caso de crise comicial). A sua distinção explica a melhor recuperação das lesões parenquimatosas edematosas ou hemorrágicas de origem venosa em relação às lesões de origem arterial.

As variações anatómicas do sistema venoso explicam o polimorfismo clínico. O envolvimento dos seios venosos explica a frequência da HTIC mesmo na ausência de lesões parenquimatosas. Finalmente, a natureza reversível do edema vasgénico (por oposição ao edema citotóxico) contribui para o bom prognóstico da recuperação neurológica.

6 ASPECTOS CLÍNICOS

A TVC ocorre em qualquer idade, com uma média de 40 anos e um ligeiro predomínio em mulheres mais jovens; o início é subagudo (48 horas) em 50% dos casos, súbito, por vezes como um estrondo, em 30% e progressivo (mais de 30 dias) em 20% dos casos. *A Tabela I* apresenta os sinais clínicos mais comuns da TVC.

Os sintomas e sinais clínicos da trombose venosa cerebral (TVC) são muito variados, sendo necessário evocar facilmente uma TVC para efetuar um diagnóstico precoce (4;5).

Sinais e sintomas clássicos (5)

Tabela 4: Principais sintomas e sinais clínicos da TVC [5].
Dores de cabeça 85
Papiloedema 47
Défice focal 42
Crises convulsivas 41
Perda de atenção 29

–Dores de cabeça

São o sintoma clínico mais frequente, estando presentes em 74 a 91% dos casos. Não têm características específicas. Podem ter início gradual (>24 horas) em 65% dos casos, agudo (<24 horas) em 17,5% dos casos ou súbito (<1 minuto) em 17,5% dos casos.

Podem ser difusas ou localizadas, com irradiação para a região cervical, e variam em intensidade desde uma simples sensação de cabeça pesada até uma cefaleia em trovoada sugestiva de uma hemorragia meníngea, ou podem imitar uma crise de enxaqueca cujo carácter invulgar (intensidade ou duração) chamará a atenção(4).

- **Sinais focais, manifestações epilépticas, perturbações da vigilância :**

Em 77% dos casos, as cefaleias estão associadas a outros sintomas neurológicos (sinais focais, manifestações epilépticas, perturbações da vigilância), e esta associação sugere rapidamente o diagnóstico de trombose venosa cerebral.

Sinais focais Podem incluir défices motores ou sensoriais, perturbações da linguagem ou perturbações do campo visual.

Podem também ocorrer **crises epilépticas** parciais e/ou generalizadas (10-48% dos casos).

Estes sintomas atestam o sofrimento do parênquima cerebral secundário à obstrução da drenagem venosa, que pode ser responsável por um edema cerebral que conduz a uma isquémia venosa ou a uma hemorragia cerebral.

A variação inter-individual da anatomia venosa cerebral e a associação frequente de tromboses em vários seios e veias dificultam uma correlação clínico-topográfica precisa (5), tal como na isquémia cerebral arterial.

O envolvimento do SLS (70%) e do SL (70%) é o mais comum, seguido pelo envolvimento do seio direito (15%) e do seio cavernoso (3%).

O quadro clínico da trombose venosa cerebral pode ser classicamente resumido em **4 quadros diferentes**, consoante o local da trombose e a sua extensão, nomeadamente às veias corticais:

- **Sinais focais** (constituídos, défice transitório e/ou convulsão comicial) isolados ou associados a sinais de hipertensão intracraniana, ou ainda perturbações da vigilância. Esta é a apresentação mais comum;

- **Hipertensão intracraniana** isolada associada a cefaleias, papiledema e, por vezes, diplopia devido ao envolvimento do VI;

- **Encefalopatia difusa caracterizada** principalmente por perturbações mentais, confusão ou coma, eventualmente associada a convulsões comiciais.

- **Trombose do seio cavernoso** caracterizada por oftalmologia dolorosa e quimiopatia homolateral à trombose, exoftalmia, bem como perturbações sensoriais na zona de inervação do primeiro ramo do nervo trigémeo, a temer nos casos de doença estafilocócica maligna da face.
- **Síndrome de Lemière** após angina ou faringite por Fusobacterium necrophorum => formação de trombo sético nas veias vizinhas com extensão loco-regional e metástases sépticas (nomeadamente pulmonares) (23)
Estes aspectos clínicos são responsáveis pelo maior número de tromboses venosas cerebrais. No entanto, existem também **algumas características invulgares**, que por vezes dificultam o diagnóstico:

- Sintomas transitórios, como coma isolado ou AIT;
- Perturbações psiquiátricas;
- Sintomas que imitam uma enxaqueca com ou sem aura ;
- Dor de cabeça isolada.

A cefaleia como único sintoma de trombose venosa cerebral, com TC e punção lombar normais, foi encontrada em 14% dos casos numa série de 123 doentes, sublinhando o facto de que qualquer cefaleia recente e invulgar deve ser investigada com urgência em busca de TVC (tabela 5).

Tabela 5: (6) Primeiros sintomas de trombose da veia sinusal

Primeiros sintomas clínicos de trombose veias sinusais
Sintomas comuns
Hipertensão intracraniana isolada acompanhada de dores de cabeça
Síndrome focal (défice e/ou crises epilépticas) Encefalopatia difusa
Qualquer combinação das perturbações acima referidas
Sintomas raros
Síndrome do seio cavernoso
Hemorragia subaracnóidea
Dor de cabeça de trovão Ataque de enxaqueca com aura
Dores de cabeça isoladas
Ataque isquémico transitório
Zumbido
Sinais psiquiátricos isolados Défices de um ou vários nervos cranianos

7 DIAGNÓSTICO RADIOLÓGICO

O diagnóstico de TVC baseia-se não só na imagiologia do parênquima cerebral, mas também na imagiologia vascular, que revela trombose dos seios e/ou veias cerebrais:

7.1   Tomografia computorizada cerebral:(16)

A ecografia cerebral, sem ou com injecções, é o primeiro exame a realizar em caso de suspeita de TVC. Embora raramente prove a existência de TVC, continua a ser o exame mais habitual para esclarecer o problema e permite, numa primeira fase, excluir muitas outras patologias, como tumores, abcessos ou encefalites, que podem dar origem aos mesmos sintomas clínicos. Estes são classificados em sinais directos e indirectos (16).

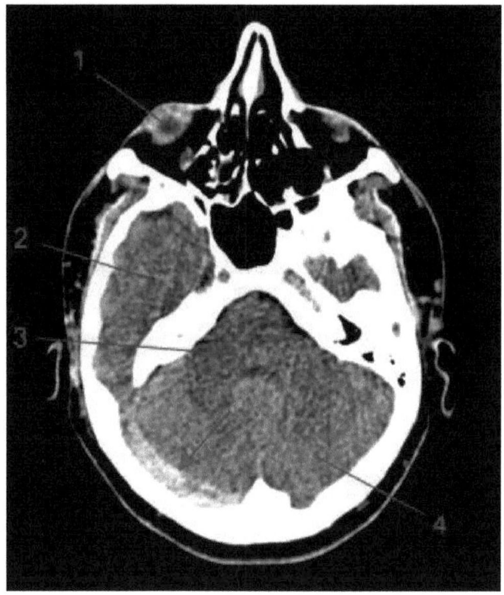

Figura 8. TAC cerebral, secção axial sem injeção de contraste intravenoso.1, Globo ocular. 2, Lobo temporal direito. 3, Quarto ventrículo. 4, Cerebelo. Seta, seio transverso direito espontaneamente hiperdenso(26).

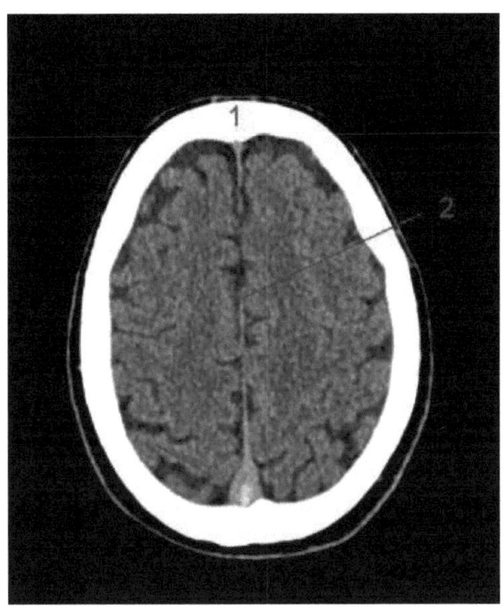

Figura 9. TAC cerebral, secção axial sem injeção de contraste intravenoso.1, Pólo frontal. 2, Cérebro defeituoso. Seta, O trombo localizado no seio sagital superior aparece espontaneamente e discretamente hiperdenso(26).

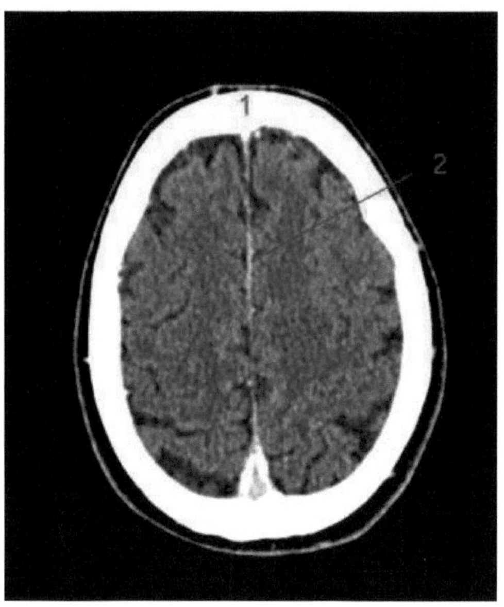

Figura 10. TAC cerebral, secção axial após injeção intravenosa de contraste. 1, Pólo frontal. 2, Falso cérebro. Seta, A parte central do seio sagital aparece muito mais hipodensa do que a periferia(26).

7.1.1 Sinais directos de trombose venosa cerebral

Sem injeção, a hiperdensidade espontânea da trombose é referida como o "sinal da corda" quando ocorre numa veia cortical e como o "triângulo denso" no seio sagital superior *(16)*.

Trata-se de um sinal muito precoce mas raro. Também foi descrito nos seios laterais e direito. Por vezes é difícil de confirmar devido ao meio ósseo hiperdenso, ao tecido cerebral circundante menos denso ou em determinadas situações clínicas (hematócrito elevado, crianças). Na película com injeção pode encontrar-se o sinal do "delta" ou "triângulo vazio", correspondendo ao contraste das paredes ricamente vascularizadas do seio sagital superior, contrastando com a não injeção do lúmen trombosado*(16)*.
Este é o sinal direto mais frequente, presente em cerca de 20% dos casos publicados. Aparece a partir do quinto dia de evolução e desaparece após 2 meses [16]. Considerado quase patognomónico, pode no entanto ser mascarado por certos casos raros de bifidez da parte terminal do FSS.

Figura11: SINAIS DO SCANNER/DIRECTO(25)

Signes du triangle dense

Signe de la corde

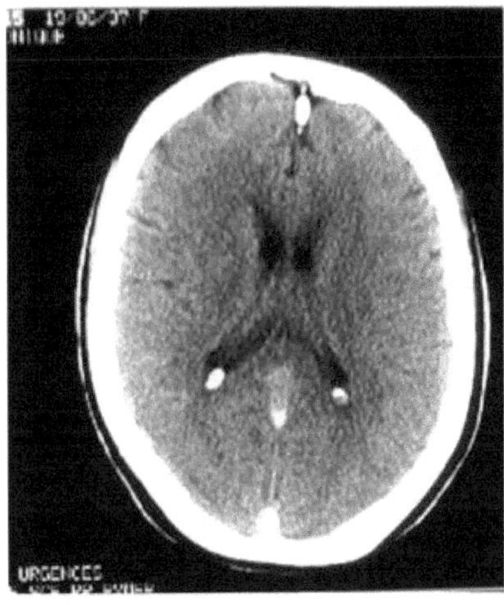

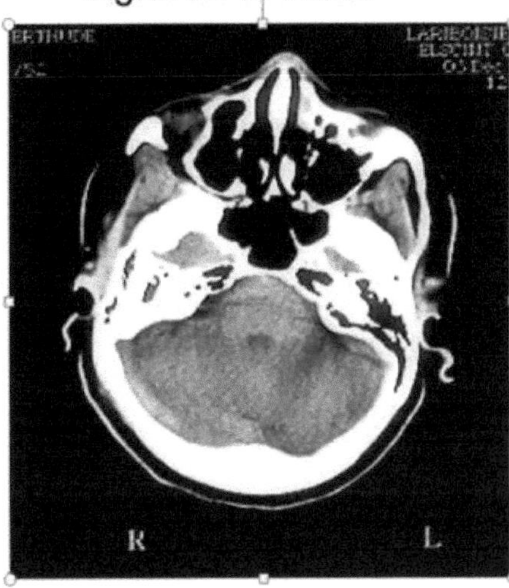

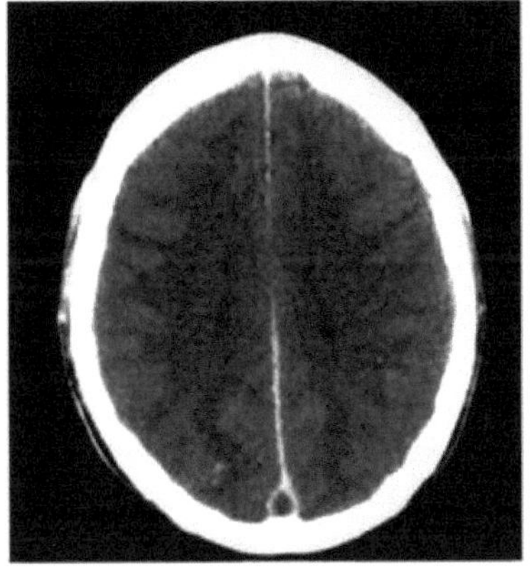

Signe du delta vide (triangle)

• Souvent retardé

• Non constant

• Faux positif
  • division haute du sinus

Figura 12: DIGITALIZAÇÃO COM INJECÇÃO(25)

Antes da injeção, a hiperdensidade do coágulo numa veia cortical ou num seio pode ser visível na fase inicial da trombose, mas é rara (<10%).

Após a injeção de contraste, o seio pode assumir uma aparência conhecida como triângulo vazio (sinal delta): o lúmen do seio aparece hipodenso, rodeado por um aumento do contraste das paredes do seio hiperémico. Este sinal aparece frequentemente apenas 2 a 3 dias após a oclusão venosa. Encontra-se em 20% dos casos de trombose do seio venoso intracraniano.

São muito mais variáveis do que as anteriores e pouco específicas, mas devem chamar a atenção num contexto clínico sugestivo de tromboflebite cerebral.

7.1.2.1   *Edema cerebral*

P   ode aparecer de forma difusa ou localizada e é marcado por uma hipodensidade da substância branca subcortical associada a um efeito de massa sobre as estruturas vizinhas: compressão das estruturas ventriculares ou apagamento dos sulcos corticais hemisféricos. Quando este edema é difuso, a única anomalia pode ser o desaparecimento dos sulcos corticais hemisféricos e uma redução significativa do tamanho dos ventrículos, o que deve chamar a atenção, nomeadamente após os cinquenta anos(19).

7.1.2.2   *Amolecimento venoso*

F   ormam um enfarte frequentemente hemorrágico que afecta o córtex e a substância branca. Na zona infartada, ocorre frequentemente uma rutura da barreira hemato-encefálica responsável pela captação do contraste. Os aspectos ecográficos são muito variáveis:

a)   **Inchaço não hemorrágico :**

R   elativamente frequentes, o seu diagnóstico é muitas vezes difícil :

- antes da injeção, é habitual observar uma hipodensidade cortico-subcortical acompanhada de um efeito de massa e indicando um edema cerebral focal.

- Na zona hipodensa, observa-se frequentemente contraste cortical giriforme ou nodular subcortical.

Finalmente, a hipodensidade edematosa pode estar ausente e as únicas anomalias visíveis são frequentemente manchas de contraste giriformes muito limitadas.

b)   **Amolecimento hemorrágico**

Podem assumir várias formas: Na maioria das vezes, a hemorragia é discreta (múltiplas hiperdensidades de 1 a 2 cm de diâmetro no interior de uma hipodensidade); por vezes, existem grandes lesões hemorrágicas irregulares, nomeadamente na presença imediata de hipodensidade edematosa e na sua topografia córtico-subcortical; são características quando são multifocais ou bilaterais (19).

Figura 13 SINAIS DE DIGITALIZAÇÃO/INDIRECTOS(25)

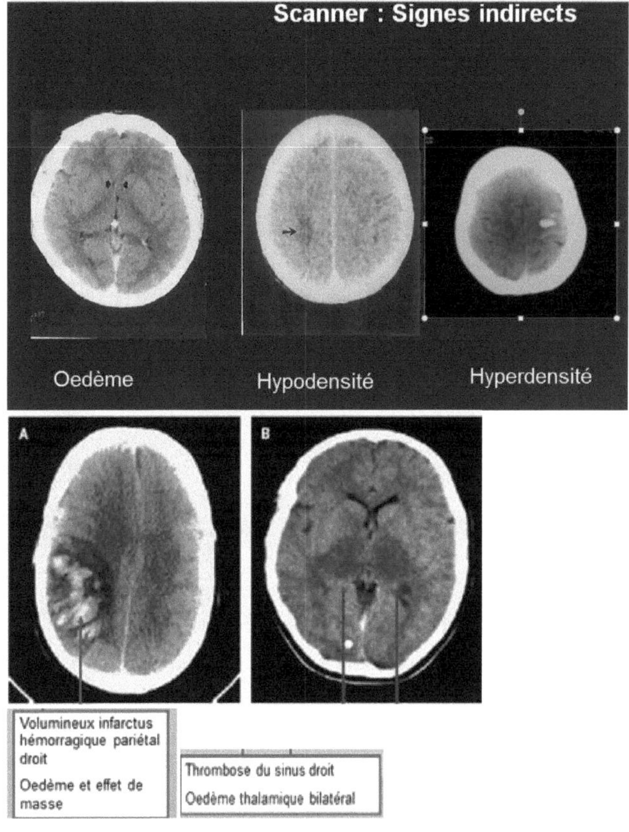

7.2   Imagem por ressonância magnética (MRI) :

Esta técnica imagiológica apresenta duas grandes vantagens na investigação da trombose venosa cerebral: a sua sensibilidade à velocidade do fluxo nos vasos e a quase especificidade do sinal dado pelos produtos da degradação da hemoglobina durante a trombose ou a hemorragia. Estas propriedades permitem evidenciar tanto os fenómenos de oclusão vascular como o seu impacto no tecido cerebral.

A RM é o método de referência para o diagnóstico da TVP, pois permite visualizar a trombose, a sua progressão e, por vezes, a causa subjacente. É o método não traumático de eleição para o estudo do fluxo sanguíneo, sendo por isso perfeitamente adequado para o estudo da tromboflebite cerebral(14).

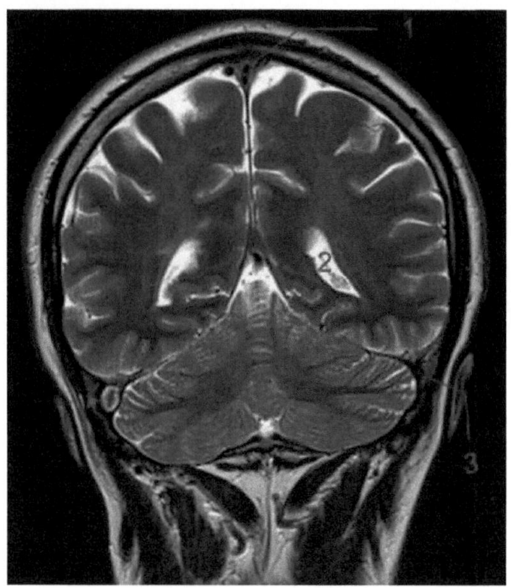

Figura 14. RM cerebral, corte coronal T2.1, Seio sagital superior (sinal heterogéneo). 2, Ventrículo lateral. 3, Seio transverso esquerdo ("sinal vazio"). Seta: seio transverso direito trombosado(26).

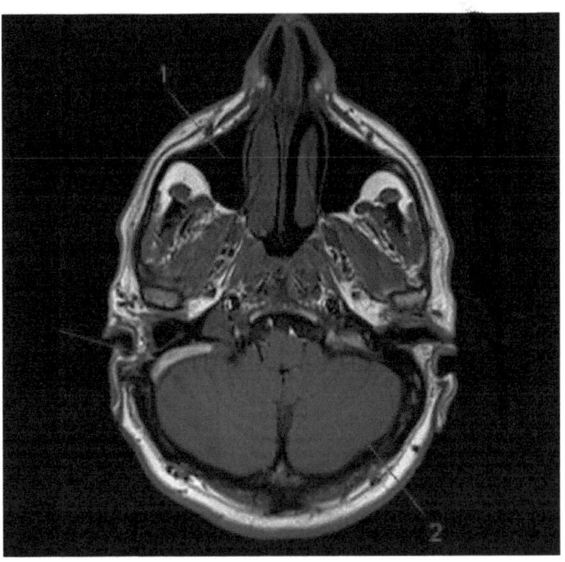

Figura 15: Ressonância magnética cerebral, corte axial T1. 1, Seio maxilar. 2, Cerebelo. Seta, seio sigmoide trombosado (26)

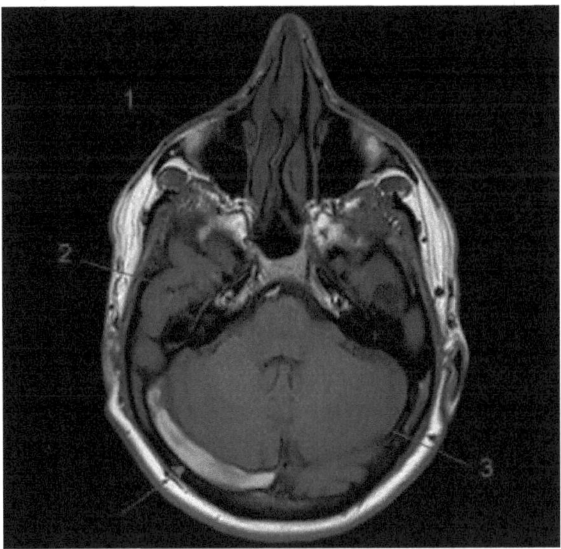

Figura 16. RM cerebral, corte axial T1.1, seio maxilar direito. 2, Lobo temporal direito. 3, Cerebelo. Seta, seio transverso direito trombosado(26).

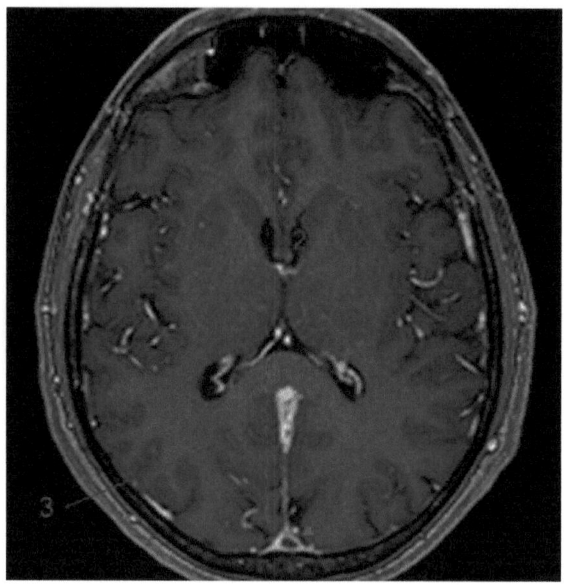

Figura 17. RM cerebral, secção axial T1, após gadolínio. 1, Seio frontal. 2, Ventrículo lateral. 3, Seio direito (aspeto heterogéneo). Seta, A parte central do seio sagital aparece muito mais hipodensa do que a periferia (26).

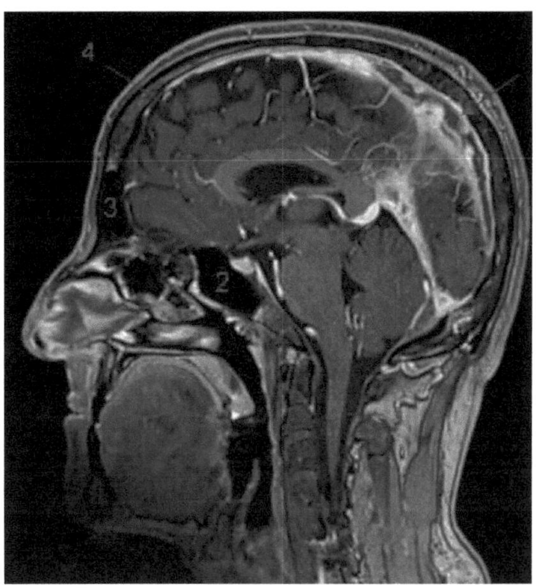

Figura 18: RM cerebral, secção sagital T1, após gadolínio.1, Cerebelo. 2, Seio esfenoidal. 3, Seio frontal. 4, Corpo caloso. Seta, Trombo localizado no seio sagital superior. As anomalias dizem respeito tanto às veias cerebrais trombosadas como ao impacto da trombose no tecido cerebral. (26)

7.2.1 Oclusão dos seios da dura-máter

A oclusão dos seios da dura-máter resulta no aparecimento de um sinal anormal do lúmen vascular. Em T1, nos primeiros dias, o seio perde o seu sinal de hipofluxo e torna-se um sinal iso; a partir do quarto dia, após o início da trombose venosa, aparece como um hipersinal, indicando a presença de meta-hemoglobina extracelular. Pouco tempo depois, o trombo aparece também como um hiper-sinal em T2.

A partir da terceira semana, após o início da trombose venosa, o hipersinal da sequência ponderada em T1 desaparece, enquanto as anomalias de sinal da sequência ponderada em T2 permanecem visíveis enquanto a trombose venosa persistir. Infelizmente, os artefactos de fluxo podem dar origem a hipersinais(14) que simulam uma trombose. Um hipersinal num seio deve ser visto em ambos os planos para ser considerado patológico. Por outro lado, nos primeiros dias (fase de desoxihemoglobina), o trombo pode estar em hipossinal em todas as sequências e simular um seio permeável.

A angiografia por RM é um complemento muito útil da RM na investigação da trombose sinusal, demonstrando a ausência de fluxo em veias ocluídas.

Em muitos casos, estes dois procedimentos complementares podem ser utilizados para diagnosticar a trombose venosa cerebral, mas existem limitações (14). Estas podem estar relacionadas com o estado de agitação do doente, particularmente na fase aguda, que pode tornar a RM ou a angiografia por RM impraticáveis, ou com a natureza muito localizada da oclusão ou com a pequena dimensão das veias afectadas, particularmente no caso de trombose puramente cortical.

7.2.2 Infartos venosos

Apresentam-se   na RM como lesões cortico-subcorticais ovais ou arredondadas, muito edematosas e frequentemente hemorrágicas: na sequência ponderada em T1, as lesões aparecem moderadamente hipo-sinalizadas, associadas em 80% dos casos a zonas de hipersinal associadas a alterações hemorrágicas. Nas sequências ponderadas em T2, os enfartes venosos aparecem como um hipersinal correspondente ao edema cerebral, no interior do qual existe frequentemente uma zona de hipersinal mais pronunciada, delimitada por um fino bordo de hipossinal correspondente à zona de hemorragia (14).

Assim, para o diagnóstico e avaliação das tromboses venosas, é indispensável a realização de **uma angiografia por RM**, que mostra a ausência de opacificação das estruturas venosas e permite uma avaliação precisa da extensão das lesões e da recanalização, embora esta técnica tenha como limitações o estudo das veias corticais e das tromboses segmentares.
Angiografia por ressonância magnética: substitui atualmente a angiografia convencional. São utilizadas várias técnicas: tempo de voo ou contraste de fase. O diagnóstico de trombose é efectuado na ausência de fluxo. Pode ser particularmente útil em caso de "falsos negativos" na RM, nomeadamente na fase inicial, ou em caso de "falsos positivos" ligados à presença de fluxos lentos que aparecem como um hipersinal na RM. A ARM pode por vezes ser difícil de interpretar em caso de trombose parcial, trombose do seio cavernoso ou trombose da veia cortical.

7.3   Angioscan :

O angioscanner cerebral é uma alternativa de diagnóstico à combinação RM-MRA. Facilmente realizado imediatamente após o exame cerebral, mostra que o seio trombosado não é visível. Alguns sinais são também sugestivos, como um forte contraste na parede do seio ou a presença de circulação colateral (16).

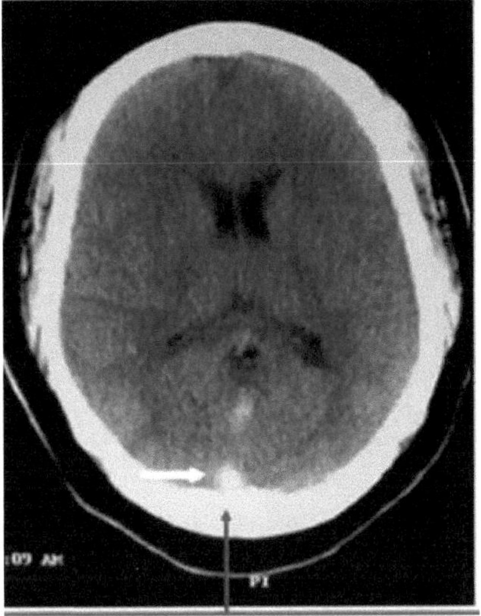

Figura 19:(25) Hiperdensidade na TAC sem injeção

7.4   Angiografia :

A   s indicações para a angiografia no diagnóstico da trombose venosa cerebral diminuíram claramente desde o advento da RMN. [ème]Quando realizada, a angiografia deve ser tecnicamente perfeita, com imagens frontais, de perfil e æ, e imagens muito tardias, frequentemente após 20 segundos. As indicações para a angiografia limitam-se às impossibilidades técnicas e às insuficiências ou contra-indicações da RM.

R   evelará três sinais fundamentais (16): atraso circulatório, oclusões venosas e vias de bypass .

- **Atraso circulatório**: é muito frequente e caracteriza-se pela estagnação do meio de contraste nas veias cerebrais, a montante da oclusão.

- **As oclusões venosas** podem afetar as veias corticais, os seios durais ou as veias profundas. São mais ou menos fáceis de detetar consoante a sua localização e extensão. Correspondem a uma ausência de opacificação mais ou menos focada.

- **Vias supletivas**: a oclusão dos seios paranasais ou das veias corticais leva a uma dilatação variável de uma rede colateral supletiva: pode tratar-se de veias corticais, que assumem então um aspeto em saca-rolhas e irregular, de anastomoses transcerebrais ou de anastomoses extracerebrais (meníngeas ou mesmo superficiais) (19.16).

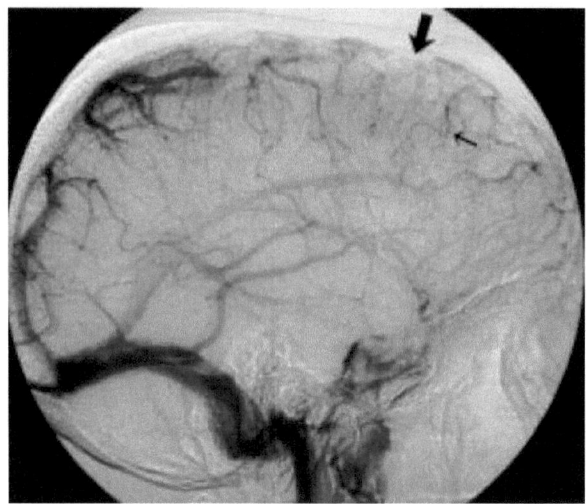

Figura 20 (16) Angiografia convencional: oclusão extensa do seio sagital superior (Seta), aparecimento de veias colaterais em "saca-rolhas" (seta pequena).

O diagnóstico de trombose venosa cerebral deve ser efectuado com base nos exames e nos dados clínicos, e confirmado por RM, se possível em conjunto com a angiografia por RM. Nos casos em que esta confirmação não pode ser obtida por RM, a angiografia continua a ser necessária para efetuar o diagnóstico.

Na ausência de uma imagem clara dos exames anteriores, a angiografia é por vezes indispensável. É o caso, nomeadamente, da trombose das veias corticais, por vezes apenas suspeitada com base na presença de veias colaterais em "saca-rolhas". A angiografia deve ser efectuada de forma rigorosa: estudo dos quatro eixos, pelo menos duas incidências diferentes e, se possível, uma incidência a três quartos que permita visualizar todo o SSS. As radiografias tardias também são úteis se não houver opacificação da rede venosa.

A angiografia mostra a ausência de opacificação dos seios trombosados e o possível desenvolvimento de circulação colateral. O diagnóstico é fácil quando a interrupção é extensa. Pode ser difícil quando a oclusão está localizada em 1 a 2 cm, especialmente porque deve ser distinguida de um defeito de enchimento ligado a um fluxo de washout oposto à aferência das veias corticais contralaterais.

Estes falsos positivos podem ser evitados com a realização de angiografia contralateral. A ausência de opacificação da porção transversal dos seios laterais é por vezes um problema de diagnóstico, uma vez que a hipoplasia é comum (19; 16).

A trombose é classicamente evocada por dois sinais

- a presença, na radiografia do crânio, do sulco ósseo correspondente ao seio lateral ocluído;
- visibilidade da porção inicial do seio lateral e/ou da sua terminação abrupta.

Atualmente, esta diferenciação é mais frequentemente feita em cortes parenquimatosos de RM (cortes sagitais T1). Estes mostram o tamanho da secção transversal do seio lateral e a presença de qualquer trombo sob a forma de um hipersinal.

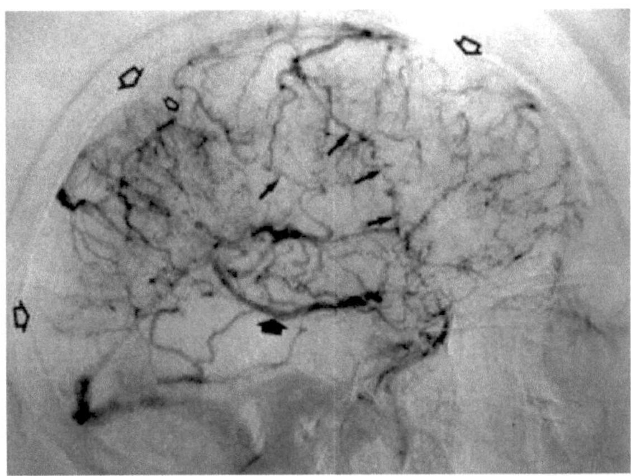

Figura 21 (3). Angiografia da artéria carótida interna direita. Vista lateral.1: setas grandes vazias: não se visualiza o SLS; 2: seta sólida: dilatação da veia de Rosenthal; 3: seta pequena vazia: trombose de uma veia cortical; 4: setas pretas: veias tortuosas dilatadas.

8 Outros testes :

8.1 Análises ao sangue

Não têm interesse para o diagnóstico positivo. São, no entanto, importantes para o diagnóstico da etiologia, uma vez que a sua perturbação aponta para causas infecciosas, inflamatórias ou malignas.

Em caso de TVC, deve ser efectuado um estudo detalhado da hemostase, uma vez que existem frequentemente causas associadas ou factores que contribuem para tal.
Hemograma/plaquetas (controlo de hemopatias),(6)

Investigação de trombofilia: proteína C, proteína S, fator V de Leyden, antitrombina III, mutação da protrombina G20210A, pesquisa de um anticoagulante circulante, antiB2GP1, anticardiolípidos, antifosfolípidos, fator antinuclear(6)

8.2 As vantagens da medição do D-dímero

Estes estavam mais frequentemente elevados (>500ng/ml) quando o diagnóstico de trombose venosa cerebral foi confirmado, exceto em doentes com sintomas evolutivos há mais de 3 semanas(2).

Os testes de dímeros normais não excluem o diagnóstico de trombose venosa cerebral. No entanto, não excluem este diagnóstico de forma fiável, sobretudo perante sintomas atípicos.

O valor dos testes de D-dímero no diagnóstico de TVC não foi estabelecido. Na nossa experiência pessoal, os níveis de D-dímero estão elevados na maioria dos casos de TVP recente, mas podem por vezes ser negativos, particularmente quando os sintomas estão a evoluir há mais de 1 mês. Embora o valor preditivo negativo dos dímeros D na trombose venosa dos membros inferiores esteja bem estabelecido, ainda não foi determinado na TVP(2).

8.3 Punção lombar,

Frequentemente anormal, apresentando muitas vezes aumento da pressão, glóbulos vermelhos ou brancos e hiperproteinorraquia. O líquido cefalorraquidiano é rigorosamente normal em 10% dos casos, em termos de composição e pressão.

As anomalias da composição incluem hiperproteinorraquia (raramente superior a 1g/L), um aumento do número de glóbulos vermelhos superior a 20/mm3 em dois terços dos casos e/ou uma pleocitose de fórmula variável com predomínio de linfócitos mistos ou, mais raramente, de células polinucleadas (um terço dos casos). A combinação das três anomalias é uma fórmula clássica encontrada em 30 a 50% dos casos na literatura.

Os estudos do LCR são essenciais na presença de qualquer HIC isolada: para fins de diagnóstico, através da medição da pressão de abertura, mas também para fins terapêuticos, para proporcionar um alívio rápido da HIC que ameaça os nervos ópticos. Os estudos do LCR são também úteis nas formas febris para excluir meningite e nas formas sem causa aparente para procurar meningite crónica(16).

8.4   Eletroencefalograma :

É anormal em cerca de 75% dos casos e apresenta anomalias frequentemente mais difusas do que seria de esperar clinicamente, mas sem qualquer especificidade: abrandamento do ritmo de base, ondas lentas em foco, atividade epilética. Tem sobretudo interesse nas formas em que predominam os sintomas confusionais ou psiquiátricos(16).

8.5   Doppler venoso (16) :

Atualmente, tem um papel limitado no diagnóstico da TVP.

O estado da circulação venosa foi estudado com Doppler transcraniano e ecografia transcraniana. Nos casos de trombose do SSS, as velocidades registadas no sistema venoso profundo são elevadas. Da mesma forma, foram registados sinais microembólicos nas veias jugulares internas. O Doppler transcraniano pode ser útil para o acompanhamento próximo de tromboses extensas do SSS, permitindo uma monitorização diária.

9 DIAGNÓSTICO TOPOGRÁFICO

Os sinais e sintomas podem variar consoante a topografia da trombose venosa. No entanto, a variação inter-individual da anatomia venosa cerebral e a associação frequente de tromboses em vários seios e veias dificultam uma correlação clinicotopográfica precisa, tal como no caso da isquémia arterial cerebral.

O envolvimento do SSE (70%) e do SE (70%) é o mais comum, seguido pelo envolvimento do seio direito (15%) e do seio cavernoso (3%)(18).

A trombose da VSL e/ou da VS é frequentemente acompanhada por uma combinação variável de sintomas e sinais de hipertensão intracraniana, défice neurológico focal e crises epilépticas(18).

O diagnóstico de trombose do seio cavernoso deve ser feito na presença de uma combinação variável dos seguintes sinais: quemose, oftalmoplegia dolorosa, exoftalmia, edema palpebral, lesão dos nervos cranianos (II, III, V1, V2, VI).

É possível o envolvimento isolado do VI. Os sinais e sintomas inicialmente unilaterais podem tornar-se bilaterais se a trombose se estender ao seio cavernoso contralateral ou a outros seios durais (18).

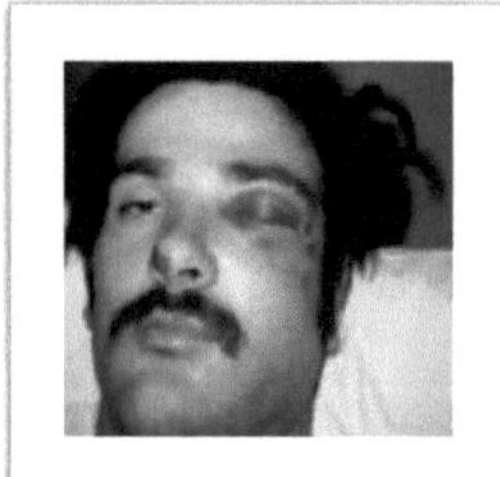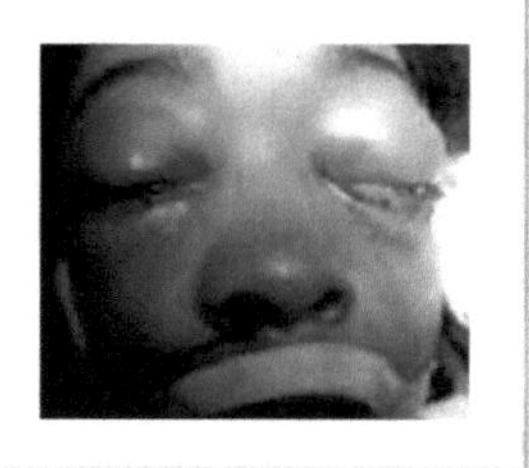

Figura 7: Trombose do seio cavernoso

Em caso de trombose venosa profunda, o quadro inicial é de perturbações da consciência (até coma) e de lesões nas vias longas.

O prognóstico é geralmente grave, com morte precoce ou sequelas graves, como mutismo acinético, demência, movimentos atetóides bilaterais, paralisia vertical e distonia. No entanto, alguns doentes recuperam de forma satisfatória. Nestes casos, o quadro inicial é menos espetacular (perturbações neuropsicológicas por vezes mascaradas por perturbações da consciência) e a trombose é frequentemente limitada.

A trombose venosa cortical isolada manifesta-se por crises epilépticas e/ou défice neurológico focal. As dores de cabeça são comuns, sem outros sinais de hipertensão intracraniana. Os sinais tendem a flutuar durante os primeiros dias ou semanas. A trombose venosa cerebelar pode simular um tumor da fossa posterior.

10 ETIOLOGIAS E FACTORES DE RISCO DE AVC

Em princípio, é feita uma distinção entre formas infecciosas (ou sépticas) e não infecciosas (ou não sépticas) de trombose venosa cerebral. Desde que os tratamentos com antibióticos se tornaram amplamente disponíveis, a incidência da trombose venosa cerebral infecciosa diminuiu drasticamente, pelo menos nos países industrializados (5).

De acordo com estudos em grande escala, apenas 6 a 12% dos acidentes vasculares cerebrais têm ainda uma origem infecciosa. Este é particularmente o caso nas crianças. Do ponto de vista fisiopatológico, tanto a infeção sistémica como a infeção local desempenham um papel importante.

A otite ou a mastoidite podem causar trombose venosa cerebral por continuidade, tal como a infeção dos seios etmoidais e esfenoidais, que pode causar tipicamente trombose do seio cavernoso (11).

A lista de factores de risco para a trombose venosa cerebral não infecciosa é longa. A etiologia da trombose venosa cerebral não é determinada em 15% dos doentes.

Para além dos factores conhecidos que favorecem a trombose venosa profunda do membro inferior, a trombose venosa cerebral pode ser causada por perturbações congénitas e adquiridas da hemostase, doenças hematológicas, cancros, doenças do tecido conjuntivo, vasculites, perturbações metabólicas, gravidez e repouso no leito (12).

Os acontecimentos que geralmente favorecem a estase venosa (insuficiência cardíaca, DPOC, etc.), bem como os factores locais (por exemplo, tumores, malformações arteriovenosas, fístulas durais) podem favorecer o aparecimento de TVC. Os factores exógenos, como os medicamentos, a intoxicação e o traumatismo, foram descritos como causa de TVP (5).

Tabela 1: Causas de trombose da veia sinusal(5)

1. Factores que predispõem à trombose venosa cerebral não infecciosa
Idiopática (cerca de 15%)
Gravidez   **Pós-parto**

Exógeno
 Medicamentos
   - Terapia de substituição hormonal
   - Contraceptivos orais
   - Androgénios
   - Quimioterapia
   - Eritropoietina
   - Corticóides

- Clomipramina
- Acetazolamida

Envenenamento
- Chumbo
- Monóxido de carbono
- Drogas
- Ecstasy

Trauma/intervenção
- Traumatismo craniocerebral
- Cirurgia ao cérebro
- Punção lombar, anestesia espinal, mielografia

Hemostase
- Resistência APC (mutação do fator V Leiden)
- Proteína C, proteína S, deficiência de AT-III
- Hiperhomocisteinemia
- Síndrome dos anticorpos antifosfolípidos
- Coagulação intravascular disseminada
- Trombocitopenia de tipo II induzida por heparina
- Disfibrinogenemia, deficiência de plasminogénio
- Variante do gene da protrombina
- Hemoglobinúria paroxística nocturna
- Anemia falciforme, talassemia
- Transplante de medula óssea
- Trombocitemia
- Policitemia vera
- Linfomas e leucemias
- Gamopatias monoclonais (para-)neoplásicas
- Hipercoagulabilidade
- Meningite carcinomatosa

Doença sistémica
- Lúpus eritematoso
- Síndroma de Sjögren
- Granulomatose de Wegener
- Sarcoidose
- Doença de Behçet (forma vascular)

Síndrome nefrotóxica

Obstrução do fluxo e estase
- Hipertensão intracraniana
- Doença de montanha
- Síndrome de insuficiência do LCR
- Estrangulamento

- Tumor maligno - Fístula arteriovenosa dural meridiana e malformações arteriovenosas - Cateter venoso - Insuficiência cardíaca, cardiomiopatia - Doença pulmonar obstrutiva crónica - Adiposidade mórbida - Desidratação grave - Imobilização **Metabolismo** - Tirotoxicose - Diabetes - Uremia - Hiperlipidemia
Doenças gastrointestinais - Colite ulcerosa - Doença de Crohn - Cirrose hepática
Local - Obstrução mecânica ao fluxo, por exemplo, tumor - Cisto aracnoide
2. Causa da trombose venosa cerebral de origem infecciosa
Infeção generalizada - Bacteriana: septicemia, endocardite, tifo, tuberculose - Virais: hepatite, sarampo, encefalite (VHS, VIH), citomegalovírus - Fungos: aspergilose - Parasitas: malária, triquinose
Infeção local - Infeção mediofacial com staphylococcus aureus - Otite, amigdalite, sinusite - Estomatite, abcesso dentário - Abcesso cerebral, empiema, meningite

10.2   Mecanismos e factores de risco da trombose venosa cerebral
(Quadro 2)

10.2.1 Estase sanguínea

A estase é um fator importante na trombogénese venosa. Por um lado, favorece a acumulação de vários factores pró-coagulantes e, por outro, limita a eliminação dos factores activados. Vários fenómenos podem ser responsáveis pelo abrandamento do fluxo sanguíneo (12).

10.2.2 Imobilização

Retarda o retorno venoso devido à falta de contração muscular. A diminuição da marcha devido à imobilidade ou impotência funcional é um fator de risco comprovado para a trombose venosa pós-operatória.

Naturalmente, a ocorrência de um evento trombótico também está relacionada com o tipo de procedimento cirúrgico, a duração da operação, a patologia subjacente ou a condição do paciente, o que pode agravar essa estase. A obesidade, responsável pela redução da mobilidade e associada à diminuição da atividade fibrinolítica, pode aumentar o risco de TVP pós-operatória(12).

10.2.3 Compressão extrínseca

(hematoma, quisto, tumor, etc.) ou a persistência de sequelas pós-trombóticas, que impedem o retorno venoso, aumentam o risco de trombose.

10.2.4 Hiperviscosidade do sangue

Nos casos de hipercitose (policitemia, hiperleucocitose, leucemia, etc.), a disglobulinemia (mieloma, Waldenström, etc.) é um fator que não deve ser ignorado.

10.2.5 Desidratação

Podem aumentar a hipercoagulabilidade do plasma através da hemoconcentração de factores pró-coagulantes. Os diuréticos utilizados em caso de insuficiência cardíaca congestiva podem, por conseguinte, aumentar o risco de trombose, aumentando a hemoconcentração associada à estase sanguínea.

10.2.6 Dilatação venosa:

As varizes são comuns e podem aumentar o risco de trombose no contexto de pós-operatório de cirurgia, gravidez ou uso de contraceptivos orais oestroprogestogénicos(5) .

10.2.7 Lesões endoteliais

O revestimento endotelial saudável é termorresistente graças à síntese de substâncias antitrombóticas como a prostaciclina, a trombomodulina, o tPA (ativador do plasminogénio tecidular) e os glicosaminoglicanos. No entanto, o equilíbrio hemostático é mantido pela secreção de factores pró-coagulantes:

Fator tecidular, PAI-1 (inibidor do ativador do plasminogénio tecidular), fator de Willebrand. As células endoteliais possuem igualmente numerosas moléculas adesivas que asseguram as interacções intercelulares, como a adesão leucoplaquelar ou leucoendotelial (E-selectina, VCAM-1, ICAM-1) (12).

Estas secretam várias citocinas pró-inflamatórias que contribuem para amplificar a ativação celular no compartimento vascular e reforçar assim o perfil pró-coagulante em caso de lesão vascular (IL1, IL8, TNF alfa, etc.).

Existem muitas causas para o dano endotelial:

>   traumatismo cirúrgico :

As operações de substituição da anca e do joelho estão particularmente associadas a um aumento da incidência de flebite. A tração vascular e os traumatismos da medula espinal são responsáveis pela ativação da coagulação, levando a uma produção significativa de trombina;

>   seroterapia
>   Cateteres venosos
>   inserção de uma sonda de pacemaker :
>   injecções múltiplas por toxicodependentes
>   história de trombose venosa: risco relativo de recorrência

Aumento de cinco vezes no caso de um episódio trombótico anterior.

A trombofilia familiar está ligada a um aumento da produção de trombina em caso de deficiência dos inibidores fisiológicos (antitrombina, proteína C, proteína S) ou de hipofibrinólise (excesso de PAI-1, deficiência de tPA).

Encontra-se em 10-15% dos doentes com antecedentes de TVP. A resistência à atividade anticoagulante da proteína C activada (fator V Leiden), descoberta em 1993, e a mutação G20210A no gene da protrombina, identificada em 1996, são as causas constitucionais mais comuns (30-50% dos doentes).

10.2.8 Hipercoagulabilidade adquirida (Quadro 2)

A pesquisa de patologias que se sabe estarem associadas a um risco acrescido de trombose é alargada com base na história clínico-biológica. A confirmação de uma patologia subjacente condiciona o tratamento do doente com tratamento etiológico combinado com terapêutica anticoagulante. Recentemente, no estudo SIRIUS, Samama et al demonstraram que os doentes sintomáticos apresentavam mais do que um fator de risco em comparação com o grupo de controlo (1,7 ± 0,05 versus 0,78 ± 0,03) e que a maioria destes doentes apresentava, de facto, mais do que dois factores de risco identificados. Estes diferentes factores são, por um lado, específicos do sujeito e do seu contexto (factores intrínsecos) e, por outro lado, ligados a uma circunstância favorável (factores extrínsecos).

Tabela 2 (11): Riscos relativos de trombose venosa induzida pelos seguintes factores Hipercoagulabilidade adquirida

Trombofilia adquirida	Risco relativo
Idade	2,0
Obesidade	1,5 à 2,0
História de trombose venosa	3,0
Cancro	3,07
Cirurgia	3,0 à 6,0
Contraceção estroprogestogénica	4,0 à 6,0
Terapia de substituição hormonal	2,0
Gravidez	4,0
Pós-parto	14,0
Imobilização prolongada	11,0
Síndrome antifosfolipídica	9,0
Insuficiência cardíaca congestiva	2,0
Infeção	2,5
Varizes	2,5

10.2.9 Idade

O risco de trombose aumenta drasticamente com a idade, de 1/10.000 antes dos 40 anos para 1/1.000 após os 40 anos e 1/100 após os 75 anos. O risco de trombose venosa aumenta exponencialmente com o avançar da idade, tendo sido propostos vários mecanismos: limitação da mobilidade física, aumento da estase sanguínea, co-morbilidade (cancro, inflamação crónica, etc.), aumento dos níveis de fator VIII, fibrinogénio, etc.

10.2.10 Cancros

O cancro é diagnosticado em 10-20% dos doentes com TVP. O aparecimento de um episódio trombótico aparentemente idiopático pode preceder em vários anos o diagnóstico efetivo de uma neoplasia progressiva]. É também provável que os tratamentos agressivos (quimioterapia citolítica, cirurgia extensa, radioterapia, etc.) e a mobilidade reduzida do doente agravem esta trombofilia adquirida. Os cancros mais trombogénicos conhecidos são os adenocarcinomas do pâncreas, do estômago, do cólon, da bexiga e do ovário.

10.2.11 Hemopatia

Várias hemopatias estão particularmente associadas ao risco trombótico venoso. Trata-se sobretudo de proliferação celular clonal com síndromes mieloproliferativos crónicos (< 10% dos doentes) e hemopatias linfóides como a doença de Hodgkin ou o linfoma não Hodgkin. Para além da investigação padrão da hemostase, a pesquisa de germinação espontânea de descendentes hematopoiéticos faz parte da investigação etiológica da trombose venosa portal ou esplâncnica.

10.2.12   Cirurgia e traumatologia

Os procedimentos cirúrgicos e os traumatismos graves favorecem o aparecimento da TVP e o repouso no leito associado agrava a estase sanguínea. A cirurgia ortopédica e a neurocirurgia são situações de risco particularmente elevado.

10.2.13   Imobilização prolongada

O repouso rigoroso no leito é um fator de risco reconhecido para o tromboembolismo venoso. Várias situações associadas à mobilidade reduzida são também potenciais factores de desencadeamento. Por exemplo, a impotência funcional ou a paralisia, o uso de gesso, as viagens aéreas prolongadas (mais de 4 horas) e até os engarrafamentos nas grandes cidades podem favorecer a formação de trombos.

10.2.14   Contraceptivos orais estroprogestogénicos

O primeiro caso de TVP associado ao uso de estroprogestinas foi publicado em 1961 e, desde então, numerosos estudos confirmaram o aumento do risco de trombose. A redução do teor de etinilestradiol (de 100 para 30 µg) reduziu significativamente este risco, mas não o eliminou. Este risco parece também estar relacionado com as progestinas utilizadas. As pílulas de terceira geração que contêm desogestrel ou gestodeno estão associadas a um maior risco relativo de TVP do que as pílulas de segunda geração que contêm levonorgestrel (RR ' 2) . Pensa-se que este efeito está parcialmente relacionado com a indução de resistência à atividade anticoagulante da proteína C activada. Mas existem também outras anomalias da hemostase: uma verdadeira hipercoagulabilidade devida a um aumento dos factores VII, X e XII combinado com uma redução dos inibidores fisiológicos como a antitrombina ou a proteína S, e uma hiper fibrinólise ligada à combinação de um aumento do plasminogénio e de uma redução do PAI-1 .

10.2.15   Gravidez e pós-escaldo (Tabela 3)

A prevalência de TVP é de cerca de 0,5/1.000 durante a gravidez. Nas mulheres com menos de 40 anos, pensa-se que metade de todos os eventos tromboembólicos venosos estão relacionados com a gravidez ou o período pós-parto. Vários mecanismos contribuem para este risco acrescido de tromboembolismo: fluxo sanguíneo mais lento, diminuição do tónus venoso, obstrução do retorno venoso pelo útero gravídico e alterações da hemostase que conduzem a um perfil de hipercoagulabilidade. Estas perturbações normalizam-se no prazo de 6 a 8 semanas após o parto. Por conseguinte, é essencial um tratamento ótimo da trombose venosa durante a gravidez. Embora os eventos trombóticos durante a gravidez tenham características importantes (90% dos casos ocorrem no membro inferior esquerdo, principalmente na região iliofemoral, com um elevado risco de embolização), não há provas de uma incidência particularmente elevada em nenhum dos trimestres. Globalmente, dois terços dos eventos trombóticos ocorrem no período pós-parto(5;11;12).

De facto, deve procurar-se uma associação com uma trombofilia constitucional. Um estudo demonstrou que 60% das grávidas com TVP são portadoras do fator V leiden. Para além da existência de trombofilia hereditária, o risco de trombose aumenta com a história de flebite, idade, multiparidade, supressão da lactação por estrogénios ou cesariana. A fertilização in vitro é um caso especial, em que os episódios trombóticos podem ocorrer nas 2 a 8 semanas seguintes à indução da gravidez, afectando preferencialmente a veia cava superior.

Quadro 3: Alterações da hemostase durante a gravidez(12) .

COAGULAÇÃO	FIBRINOLISE
↑• Factores VIII, VII, X, XII, II, fibrinogénio ↓• Antitrombina, Proteína S ↑• Proteína C, TFPI ↑• Complexos trombina-antitrombina, ↑• Fragmentos 1 + 2 da protrombina ↑• Fibrinopeptídeos A = **HIPERCOAGULABILIDADE**	↑• Plasminogénio ↑• PAI-1 (e PAI-2 ↓ placentário) • tPA↑ ↑• Ddimers (formação de fibrina) ↓• atividade fibrinolítica global = **HIPOFIBRINÓLISE**

TFPI: inibidor da via do fator tecidular.
tPA: ativador do plasminogénio tecidular;
PAI: inibidor do ativador do plasminogénio.

10.2.16 Síndrome antifosfolipídica

Um anticoagulante circulante (ACC) do tipo lúpico ou antiprotrombinase é encontrado em cerca de 5 a 15% dos pacientes com TVP. Pensa-se também que esta ACC está associada a um risco de trombose cinco a nove vezes superior. Algumas doenças ditas sistémicas devem também ser consideradas no contexto do tromboembolismo venoso: o lúpus eritematoso sistémico (5-20% dos casos) e a doença de Behçet (10-45% dos casos).
O envolvimento dos grandes troncos venosos é frequente. Nas colites ulcerosas, como a doença de Crohn e a retocolite hemorrágica, o risco de trombose é duas a três vezes superior ao da população em geral (12). Pensa-se que a hipercoagulabilidade está relacionada, por um lado, com o aumento dos níveis de fator VIII e com a hiperfibrinogenemia e, por outro lado, com lesões endoteliais responsáveis pela libertação de fator tecidular, pelo aumento da adesividade celular e pelo aumento dos níveis de fator Willebrand. Estas anomalias não são específicas.

10.2.17 Trombose venosa iatrogénica ou induzida por medicamentos

Já considerámos o caso da quimioterapia, que é tóxica para o endotélio, e da contraceção estroprogestogénica, responsável por uma verdadeira hipercoagulabilidade sistémica.

Os anti-estrogénios, como o tamoxifeno, podem aumentar o risco de trombose venosa. A trombocitopenia induzida pela heparina, caracterizada por uma queda rápida do número de plaquetas e pelo aparecimento de eventos trombóticos venosos extensos, não deve ser negligenciada. Esta síndrome complexa é uma complicação rara (3 a 5% dos tratamentos com heparina não fraccionada e 0,1% dos tratamentos com heparina de baixo peso molecular), mas formidável, com uma morbilidade e mortalidade graves associadas a um diagnóstico tardio e difícil.

10.2.18   Causas mais raras

A síndrome nefrótica, responsável pela hipercoagulabilidade adquirida através da fuga renal de antitrombina, pode complicar a TVP em adultos, mas é muito mais rara em crianças.

A erisipela com linfangite é um diagnóstico diferencial da TVP, mas pode favorecer o desenvolvimento de uma trombose genuína. A síndrome de Lumière está associada a tromboflebite da veia jugular interna e/ou embolia pulmonar secundária a infeção por Fusobacteriumnecrophorum (12).

A trombose das veias supra-hepáticas ou portais é particularmente comum na hemoglobinúria paroxística nocturna.

11   DIAGNÓSTICO DIFERENCIAL DA CTV

O diagnóstico diferencial inclui meningite, encefalite (p. ex., encefalite herpética, encefalite com foco sético), abcesso cerebral, hemorragia cerebral (hemorragia subdural), hemorragia cerebral (hemorragia subdural). O diagnóstico diferencial inclui meningite, encefalite (por exemplo, encefalite herpética, encefalite com foco sético), abcesso cerebral, hemorragia cerebral (hematoma subdural, hemorragia subaracnoideia, hemorragia intracerebral primária), enfarte isquémico, tumor cerebral, edema cerebral, sem esquecer a hipertensão intracraniana benigna, enxaqueca com e sem aura, encefalopatia hipertensiva, eclâmpsia e doenças psiquiátricas (21).

Qualquer doença que cause sinais de hipertensão intracraniana pode simular uma TVC. Deve suspeitar-se de hipertensão intracraniana benigna, especialmente em mulheres jovens. A encefalite, a meningite ou os abcessos podem causar sinais de hipertensão intracraniana, mas geralmente num contexto febril.

Os diferentes tumores cerebrais podem manifestar-se sob a forma de cefaleias, crises epilépticas e papiledema. Em última análise, o exame clínico não pode excluir uma oclusão arterial ou uma hemorragia cerebral. No caso de uma apresentação pauci ou monossintomática, o leque de diagnósticos diferenciais corresponde a todas as patologias habitualmente consideradas na presença do sintoma em causa (cefaleia, défice neurológico focal ou convulsão comicial).

O diagnóstico de TVC baseia-se na visualização do trombo e da oclusão venosa através de técnicas de neuroimagem (TAC ou RMN) (21).

12   GESTÃO TERAPÊUTICA :

A variabilidade da apresentação clínica e o número reduzido de casos não permitem uma sistematização do tratamento. No entanto, este baseia-se em 3 modalidades.

12.1   Tratamento etiológico :

Sempre que possível, isto é particularmente importante nas formas sépticas. Pode também ser necessário um tratamento específico para certas doenças gerais (cancro, hemopatias, doenças sistémicas).

No caso de uma TPC séptica, o tratamento do foco infecioso é indispensável e baseia-se numa antibioticoterapia, por vezes associada a uma intervenção cirúrgica (drenagem da sinusite maxilar, mastoidite, etc.).

A associação de uma cefalosporina de terceira geração (cefotaxima ou ceftriaxona) e de um produto ativo contra os germes anaeróbios pode ser utilizada quando os germes suspeitos são estreptococos e/ou anaeróbios (20).

A suspeita de infeção por S. *aureus* (infeção da face ou do couro cabeludo, trombose do seio cavernoso) leva à prescrição de penicilina M . Nos casos de CPT que complicam a doença estafilocócica maligna da face, a utilização de corticosteróides recomendada anteriormente não foi confirmada. No caso de envolvimento meníngeo sem germes ao exame direto, a combinação de uma cefalosporina de 3ª geração com fosfomicina e metronidazol é razoável(20).

12.2   Tratamento sintomático :

2.1. **Tratamento anti-coma:** está reservado às formas com crises epilépticas. Não há preferência por um determinado composto. A questão da duração do tratamento ainda não foi resolvida. Na nossa experiência, o tratamento é geralmente continuado durante 1 ano, sendo depois gradualmente reduzido se não houver novas crises e se o eletroencefalograma for normal.

2.2. **O tratamento da hipertensão intracraniana** é geralmente médico. Os corticosteróides foram utilizados durante muito tempo, mas atualmente prefere-se a acetazolamida e a restrição de líquidos. Nos casos de HIC isolada, a punção lombar antes do tratamento com heparina, combinada com acetazolamida, resulta geralmente numa melhoria rápida da cefaleia e num controlo adequado da função visual.

2.3. Por fim, **o tratamento analgésico** é muitas vezes indispensável na fase aguda devido às cefaleias por vezes intensas. Em geral, estas melhoram rapidamente com o tratamento anticoagulante e, em geral, não é necessário recorrer a analgésicos de grande intensidade.

12.3 Tratamento anti-trombótico :

Baseia-se em **doses anticoagulantes de heparina**. Discutido durante muito tempo, o benefício da heparina é atualmente aceite, mesmo nos casos de lesões hemorrágicas.
O primeiro artigo sobre o assunto foi escrito por Marie German, que verificou que, numa série de 38 doentes, todos os 23 que receberam tratamento anticoagulante curativo sobreviveram.

-Uma meta-análise dos estudos sobre anticoagulação demonstrou que o tratamento anticoagulante tem um benefício, embora modesto, no prognóstico vital e funcional do doente.
Na prática, deve ser proposto um tratamento anticoagulante a todos os doentes com TVC definitiva, incluindo os doentes com enfarte hemorrágico, desde que não haja contra-indicações para esse tratamento. A duração ideal do tratamento anticoagulante não é conhecida com exatidão (três a seis meses).
Por conseguinte, é prescrita na prática logo que o diagnóstico é confirmado. Não existe consenso sobre as modalidades, o tipo (heparina não fraccionada ou heparina de baixo peso molecular) ou a duração da terapêutica com heparina.
 Após alguns dias, e na ausência de agravamento clínico, o tratamento é geralmente substituído por anticoagulantes orais, cuja duração depende da causa subjacente.

 A utilização de **fibrinolíticos** foi proposta já em 1971. Não existem estudos aleatórios disponíveis. Uma meta-análise recente analisou dados de 72 estudos que envolveram 169 doentes. Salientou a disparidade de tratamento: tipo de fibrinolítico utilizado, via de administração (sistémica ou local), dosagem, eventual associação com manobras mecânicas.

 Os resultados mostraram um prognóstico relativamente bom para os doentes submetidos a trombólise, com uma taxa de morte ou de dependência de 12%, apesar de as formas serem mais frequentemente graves (coma: 32%; encefalopatia: 48%). Naturalmente, estes resultados devem ser interpretados com precaução devido a um provável viés de publicação e à ausência de estudos aleatórios.

 A trombólise, associada ou não a manobras mecânicas de desobstrução,é atualmente a exceção e não a regra, devendo ser reservada para as formas que se agravam apesar de um tratamento médico bem gerido, o que, na nossa experiência, representa cerca de 5% dos casos (14,15,20).

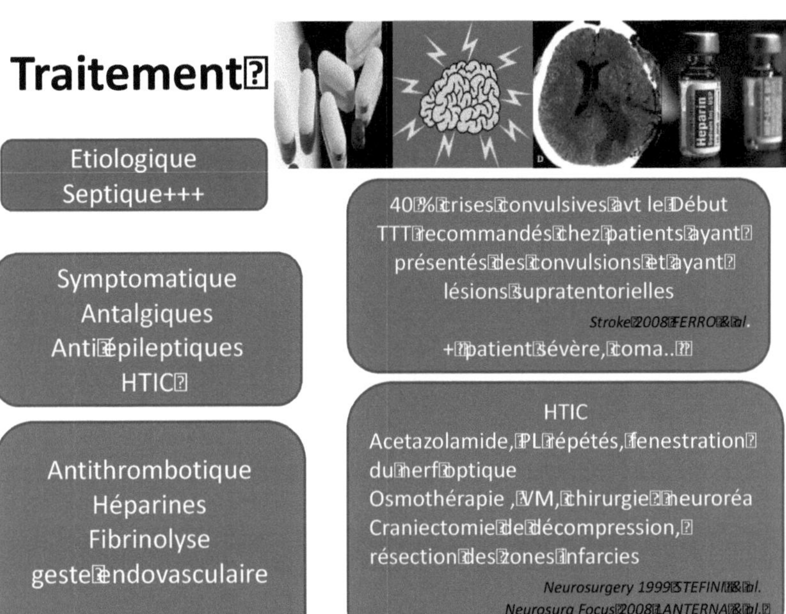

Figura 22: Principais áreas de tratamento da TVP

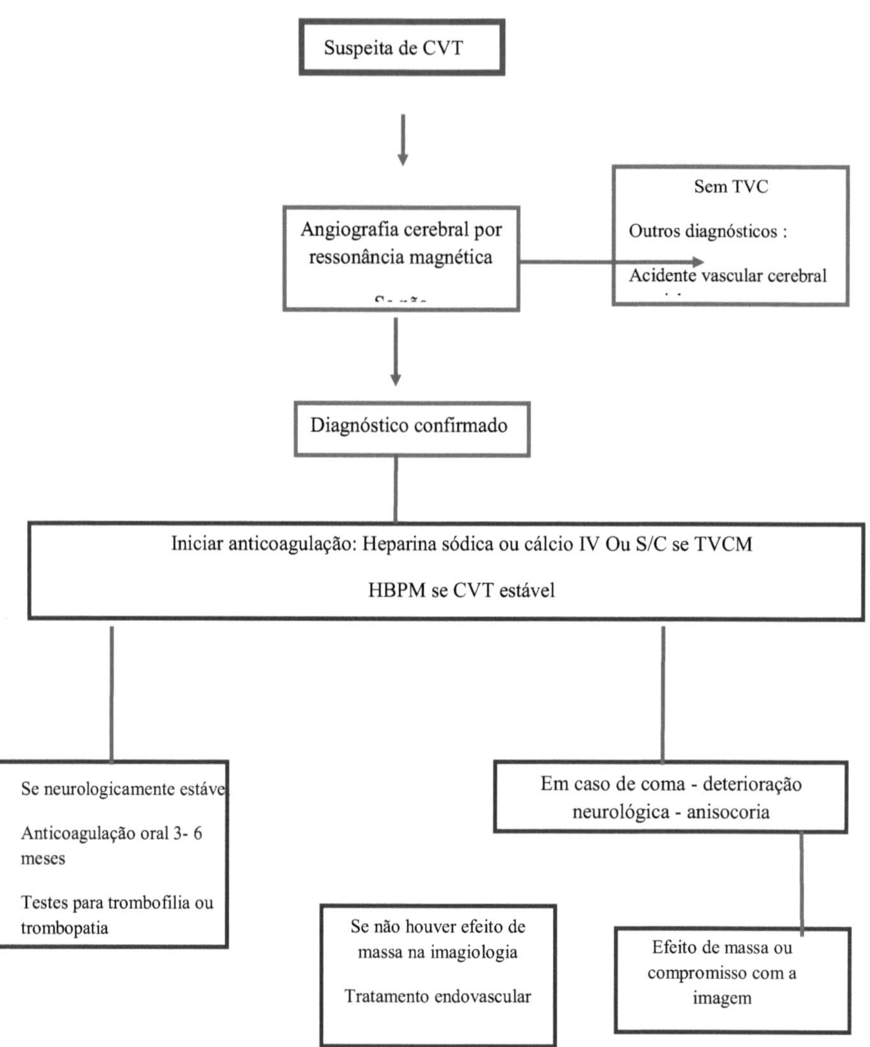

Figura 23: Algoritmo global para o manejo da Trombose Venosa Cerebral proposto por **Gustavo Saposnik et al. Stroke. 2011;42:1158-1192**

TVC: trombose venosa cerebral - TVMC: trombose venosa cerebral maligna - CD: craniotomia descompressiva - HBPM: heparina de baixo peso molecular

13   TROMBOSE VENOSA MALIGNA

Os sinais clínicos da TVC podem ser muito variados, desde simples dores de cabeça como principal sintoma até défices neurológicos focais e/ou convulsões.

A literatura refere que uma apresentação rara e rápida foi encontrada em ¼ dos casos. Trata-se de uma forma maligna progressiva em que o doente deteriora rapidamente o seu quadro neurológico e acaba por entrar em coma profundo com ou sem dilatação pupilar.

Esta situação pode ser explicada por uma combinação de edema devido a danos venosos e hemorragia intracerebral que leva a um aumento da PIC.

A morte nestes doentes deve-se à hipertensão intracraniana, pelo que a realização de DC é sensata [30]

As primeiras séries de cirurgia de descompressão foram descritas na década de 1980 por Nagpal e colegas. Numa série de 70 TVCM, 32 doentes foram submetidos a este procedimento. A sobrevivência foi de 54% e a melhoria foi observada em 89% dos que sobreviveram à cirurgia; a morte deveu-se a um atraso na realização da cirurgia [31].

Um outro estudo realizado por Marie Théaudin envolveu 12 TVCM que estavam em coma com alterações pupilares e sinais escanográficos de envolvimento.

Oito doentes tinham sido submetidos a descompressão cirúrgica: 4 externos, 3 externos e internos e um interno.

Os 4 doentes que não foram operados morreram entre 1 a 5 dias após o diagnóstico. Um doente do grupo operado morreu de embolia pulmonar. Os outros 7 sobreviveram. O autor deste artigo conclui que a cirurgia descompressiva pode salvar vidas e pode mesmo permitir um bom resultado funcional na MCVT mesmo em doentes com pupilas dilatadas bilaterais. [32]

Num artigo publicado na Stroke em 2011, Gustavo Saposnik et al. propuseram um algoritmo para o tratamento da TVC. Em caso de suspeita de TVC, recomendam a realização de ressonância magnética. Se a RM for positiva, deve ser iniciado tratamento com heparina sódica ou HBPM. Nos doentes neurologicamente estáveis, os anticoagulantes orais devem ser mantidos durante 3 a 6 meses, enquanto os doentes mais graves devem receber tratamento endovascular ou DC. Este tratamento está ilustrado na Figura 23[33].

14 EVOLUÇÃO E PROGNÓSTICO :

Graças às melhores possibilidades de diagnóstico e ao tratamento precoce, o prognóstico da TVP melhorou significativamente nos últimos anos. Os doentes com AVC recuperam geralmente sem sequelas, com uma taxa de mortalidade aguda de 4,3%.

Os factores preditivos de morte identificados pela análise multivariada são :

- Coma na admissão (pontuação de Glasgow<9
- Confusão;
- Crises epilépticas;

Antes da introdução da angiografia, o diagnóstico de TVC era frequentemente um achado anatómico, o que levava a uma sobre-estimação da mortalidade. Atualmente, a grande maioria das TVC tem um desfecho favorável, o que explica a sua baixa incidência nas séries de autópsias. Os casos fatais tornaram-se raros e a morte está mais frequentemente relacionada com a patologia causal ou embolia pulmonar do que com a própria trombose(2). Os seguintes factores têm um mau prognóstico:

- idade, com elevada mortalidade no final da vida (crianças e idosos)
- a presença de sinais focais ou de coma;
- a existência de um enfarte hemorrágico e de um sinal delta na TAC
- envolvimento do sistema venoso profundo ou das veias da fossa posterior
- Por fim, a capacidade de recuperação é geralmente muito maior do que na trombose arterial. As sequelas ocorrem numa pequena proporção de doentes (cerca de 20%) e consistem principalmente em défices focais. Existem também sequelas visuais com atrofia ótica pós-estase, que o diagnóstico e o tratamento precoces devem ser capazes de prevenir.

14   CONCLUSÃO

O diagnóstico clínico da TVC é difícil devido ao polimorfismo dos sintomas e da evolução. Deve muitas vezes ser feito numa situação de emergência e requer exames neurorradiológicos, idealmente RM/ARM.

Uma vez iniciado o tratamento, a doença é geralmente curada. Atualmente, o tratamento baseia-se na heparina combinada com tratamentos etiológicos e sintomáticos adaptados a cada situação clínica.

No entanto, é importante estar consciente da existência de formas graves da doença, uma vez que determinados factores de prognóstico podem ajudar a identificá-las. A possibilidade de uma excelente recuperação clínica deve ser tida em conta pelos clínicos, pelo que, por vezes, podem ser propostos tratamentos mais agressivos, como a trombólise in situ ou as manobras mecânicas de extração do coágulo. No entanto, as indicações para estes tratamentos ainda não foram definidas num ensaio aleatório.

As mensagens deste livro :

1.	Dores de cabeça invulgares numa mulher devem levar ao diagnóstico de TVC

2.	Apesar de estar amplamente documentada na literatura, a TVP é

frequentemente pouco conhecida.

3.	Diagnóstico precoce em que a dor de cabeça, o défice e as convulsões são os

sinais mais frequentes

4.	Polimorfismo clínico

5.	Cuidado com os formulários psiquiátricos que podem levar a diagnósticos

errados

6.	Deve ser realizado um angioscanner ou uma TAC injectada em qualquer

doente que apresente sintomas neurológicos.

7.	A angio-RM é o exame radiológico mais específico para o diagnóstico desta

patologia.

8.	A anticoagulação precoce melhora o prognóstico

9.	Anticoagulação mesmo em caso de lesões hemorrágicas

10.	A importância do tratamento etiológico: antibióticos em caso de sinusite,

mastoidite ou meningite

11.	Identificar os doentes mais graves para os quais a cirurgia de descompressão

deve ser discutida com o neurocirurgião

12.	Patologia com um excelente prognóstico se diagnosticada precocemente

REFERÊNCIAS BIBLIOGRÁFICAS S

1.   P. Reiner - I. Crassard - A.-C. Lukaszewicz. Trombose venosa cerebral Réanimation (2013) 22:624-633 (2)

2.   José Manuel Ferro, PatríciaCanhão, Diana Aguiar de Sousa .Cerebralvenousthrombosis Presse Med. 2016; 45: e429-e450

3.   Cerebral venous thrombosis, Feuillet de radiologie2006,46,n° 2 ,155-16 Masson paris 2006 Département d'Imagerie Morphologique et Fonctionnelle, Centre Hospitalie Sainte- Anne,1, rue Cabanis, 7567 Paris Cedex.

4.   Trombose das veias e seios cerebraisLienerta, Hans-Werner Ottb a Abteilung Neurologie, MedizinischeUniversitätsklinik, Bruderholzspital, Bruderholb Institut für Radiologie, Bruderholzspital, Bruderholz CURRICULUM.

5.   ThromboseveineusecérébraleGuide   pratique   des   urgences neurovasculairesBousser MG, Mas JL (2009) Traité de neurologie. Accident vasculaire cérébraux. Éditions Doin 593-613.

6.   Trombose   venosa   cerebraliscrassardaameridrougemontmgBousser Encyclopédie Médico-Chirurgicale 17-046-R-10I

7.   Elalamy I. Mecanismos e factores de risco da trombose venosa. Encyclopédie médi-chirurgical(Editions Scientifiques et Médicales Elsevier SAS, Paris, todos os direitos reservados 19-2095, 2002, 8 p Angiology Residents' Manual

8.   http://www.flashcardmachine.com/neuroanatomie.html

9.   Alteração do padrão de cefaleia apontando para trombose venosa cerebral após punção lombar e corticosteróides intravenosos em altas doses.*Headache* 1999; 39: 559-64. PaidiS, Chaunu MP, Biousse V, Bousser.

10.   Boletim de radiologia2006, 46, n° 2 ,155-1 Masson paris 2.

11.   Martinelli   I.   Factores   de   risco   no   tromboembolismo   venoso ThrombHaemost2001; 86: 395-403Bauer KA.Thethethrombophilias well-defined risk factors   with   uncertain   therapeutic   implications.Anninternmed2001;   135:   367-373Encyclopédie Médico-Chirurgicale 19-2095

12.   Trombose   venosa   cerebral   Martinelli   I.   Risk   factors   in venousthromboembolismThrombHaemost 2001; 86: 395-40 Manuel du resident angéologie.

13.   Seios   venosos
http://www.chups.jussieu.fr/polys/neuranat/TDP2/POLY.Chp.1.3.html   Centre Hospitalier Universitaire de la Pitié Salpêtrière.
14.   Tromboflebite   cerebral   E.   *Maury,   D.   Lacroix,   J.   Chiras,   G. OffenstReanimação*

15.   Laurent Brunereau, Claude Lévy, Manuela Vasile, Kathlyn Marsot-Dupuch, Jean-Michel Tubiana, Serviço de Radiologia, Hôpital Saint-Antoinethrombose veinneuse cérébrale Autor(es) :, 184, rue

16.   Du Faubourg- Saint-Antoine, 75012 Paris.

*17.   Crahronbossard.*Tromboflebite cerebral *I Encyclopédie Médico-Chirurgicale 17-046-R-1*

18.   Trombose venosa cerebralR.AHDEB H.HOSSEI 2009 ALSEVIER MASSON SAS

19.   Trombose venosa cerebral. Réanimation 2001; 10: 383- © 2001 Éditions scientifiques et médicales Elsevier SAS. S1164675601001311/SSU

20.   IMAGEM   RADIOLÓGICA   DAS   TROMBOFLEBITES   CEREBRAIS Hôpitalpitj. CHIRASpitié-Salpétrière - Paris

21.   Diagnóstico e terapêutica da tromboflebite cerebral MATTEIS OLIVIER DESC Reanimation médicale de GRENOBLE 06/2006

22.   Trombose venosa cerebral W. Meissner, I. Sibon, J.-M. Orgogozo, F Rouane

23.   Trombose das veias e seios cerebrais Carmen Lienerta, Hans-Werner Ottb a Abteilung   Neurologie,   MedizinischeUniversitätsklinik,   Bruderholzspital, Bruderholzzb Institut für Radiologie, Bruderholzspital, Bruderholz

24.	ᵐTrombose venosa cerebral no serviço de urgência Perrine Ravasse, D Sandra Abergel, D Jean-Christophe Allo (SAU Cochin) Urgências em linha

25.	Trombose venosa cerebralO essencial da informação científica e médica John libbeyeurotext
26.	Tratamento da trombose venosa cerebralfrance Woimant USINV Lariboisière Paris
27.	Angiografia por ressonância magnética da trombose venosa cerebral

28.	<u>Trombose Sanguínea Vasos. Volume 7, Número 6, 385-94, junho - julho de 1995, Mini-revistas</u>

29.	Estudo Internacional sobre Trombose da Veia Cerebral e do Seio Dural 1998-2001

30.	Ferro JM, Canhao P, Stam J, Bousser MG, BarinagarrementeriaF; Investigadores do ISCVT. Prognóstico da trombose da veia cerebral e do seio dural: resultados do International Study on CerebralVein and Dural Sinus Thrombosis (ISCVT). Stroke. 2004;35:664-70.

31.	Nagpal RD. Seio dural e trombose venosa cerebral. NeurosurgRev. 1983;6:155-60 [8] Théaudin M1, Crassard I, Bresson D, Saliou G, Favrole P, Vahedi K, Denier C, BousserMG.Shoulddecompressive surgery be performed in malignant cerebral venous thrombosis: a series of 12 patients. Stroke. 2010 Apr;41(4):727-31. doi10.1161/STROKEAHA.109.572909. Epub 2010 Feb 25.

32.	Saposnik G, Barinagarrementeria F, Brown RD Jr, et al; e o Conselho de AVC da Associação Americana do Coração e o Conselho de Epidemiologia e Prevenção. (2011). Diagnosisand management of cerebralvenousthrombosis: a statement for healthcare

Cerebral Venous Thrombosis — A Review of 38 Cases

Marie-Germaine Bousser, M.D.,* Jacques Chiras, M.D.,†

Jacques Bories, M.D.,† and Paul Castaigne, M.D.*

SUMMARY   A series of 38 patients with angiographically proven cerebral venous thrombosis (CVT) affecting dural sinuses is reported. This study shows that CVT is not rare, that the clinical diagnosis is extremely difficult because of the variable modes of onset and groupings of symptoms, that most CT findings are non specific and that angiography remains the best diagnostic tool. Only 4 patients died, which suggests a more benign outcome than classically described. None of the 23 heparin treated patients died, which indicates that anticoagulants were not harmful in this series.

Stroke Vol 16, No 2, 1985

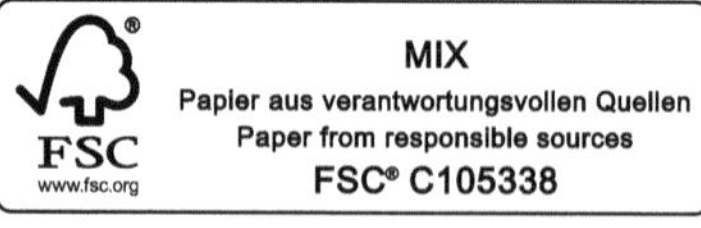

Printed by Books on Demand GmbH, Norderstedt / Germany